마음의 병에 걸리는 아이들

마음의 병에 걸리는 아이들

초판 1쇄 발행 2022년 12월 10일

지은이 미즈노 마사후미
옮긴이 송지현

펴낸이 김진규
책임편집 김정희
경영지원 정동윤

펴낸곳 (주)시프 | 출판등록 2021년 2월 15일(제2021-000035호)
주소 경기도 고양시 덕양구 권율대로668 티오피클래식 209-2호
전화 070-7576-1412
팩스 0303-3448-3388
이메일 seepbooks@naver.com

ISBN 979-11-92421-13-1 43510

마음의 병에 걸리는 아이들

청소년·부모·선생님 모두를 위한

정신질환의 개의 모든 것

지은이 **미즈노 마사후미**
옮긴이 **송지현**

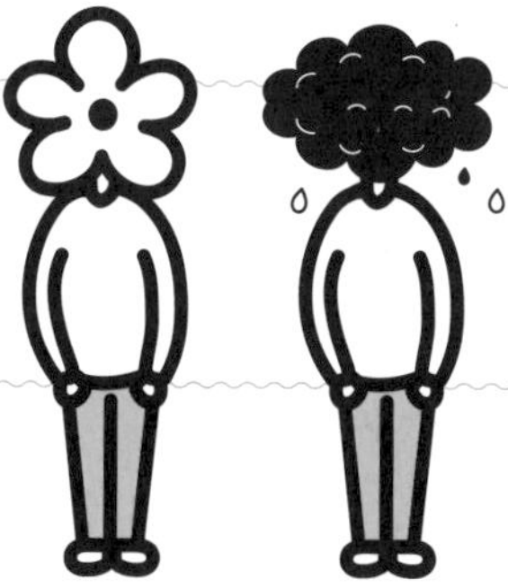

시프

들어가는 말

저는 1986년에 의학부를 졸업하고 30년 이상 정신과 의사로서 정신질환 환자와 가족을 접해왔습니다. 특히 힘을 기울인 것은 정신질환의 조기 발견과 조기 치료를 핵심으로 하는 예방 정신의학입니다.

정신질환은 15세에서 35세 사이의 젊은 층에 많으며 그들의 장래에 막대한 영향을 미칩니다. 그러니만큼 충분한 회복을 기대할 수 있는 초기 단계에 병을 발견하고 치료할 필요가 있습니다. 무엇보다 중요한 것은 정신질환에 대한 올바른 지식을 익히는 것입니다. 같은 뜻을 가진 정신과 의사 동료들과 함께 아이들이 학교에서 평등하게 정신질환에 대해 배울 수 있도록 문부과학성(일본의 중앙관청 가운데 하나로 우리나라의 교육부에 해당한다.—옮긴이) 등에 의견을 개진해 왔습니다. 2022년 4월부터 〈신 학습지도요령〉에 의거해 고등학교의 '보건·체육' 과목에서 정신질환을 가르치게 된 것은 큰 진전이라 할 수 있습니다.

고등학생뿐만 아니라 청소년을 둘러싼 주변 사람들이 정신질환에 대해 올바른 지식을 갖게 된다면 사회의 이해 역시 더욱 빠른 속도로 깊어질 것입니다. 앞으로 수업을 들을 고등학생들의 이해를 돕고, 보호자와 교원들 역시 학생들과 함께 배우길 바라는 마음으로 이 책을 썼습니다.

이 책의 구성은 다음과 같습니다.

1장에서는 정신질환을 두고 생기기 쉬운 오해를 주제로 **사실**을 간결하게 소개합니다.

2장에서는 1장의 내용을 자세하게 해설하며 왜 지금 젊은 세대가 **마음의 병**에 대해 배워야 하는지 일본의 사회적 배경과 함께 설명합니다.

3장에서는 마음의 병이 어떤 것인지 일반적인 내용을 이야기합니다.

4장에서는 마음의 병 가운데서도 〈신 학습지도요령〉에 담긴 네 개의 질환인 **우울증**, **조현병**, **불안 장애**, **섭식 장애** 각각의 원인과 증상, 치료법 등을 정리했습니다. 스마트폰 의존이나 게임 의존처럼 젊은 세대에 많은 **의존증**에 대해서도 다루었습니다.

5장에서는 1문 1답 형식으로 본인, 친구, 보호자, 선생님의 질문에 답했습니다.

정신질환을 둘러싼 갖가지 오해가 만연하게 된 것이 정신질환 전문가들이 충분한 정보를 제공하지 못했던 탓임을 통감합니다. 많은 이들에게 올바른 지식을 전파하는 길잡이로서 이 책이 유용하게 쓰인다면 기쁘겠습니다.

목차

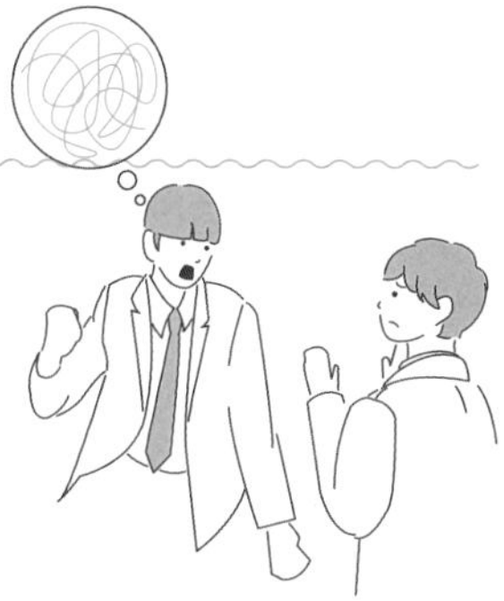

2장 왜 지금 마음의 병을 공부해야 하는가

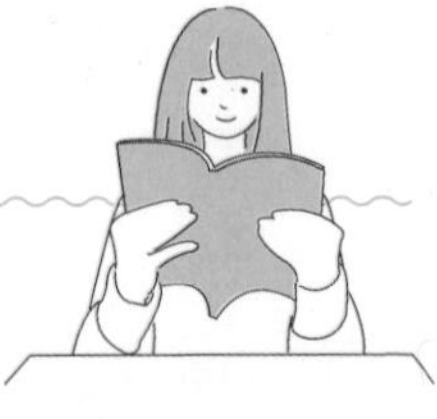

3장 마음의 병이란 무엇인가?

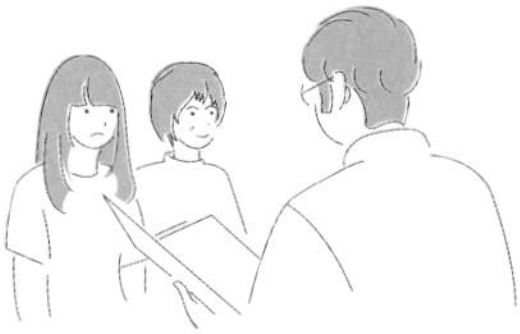

4장 사춘기에 많은 '마음의 병'

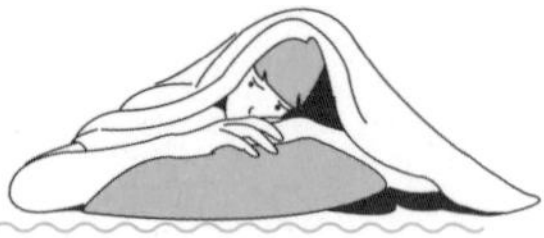

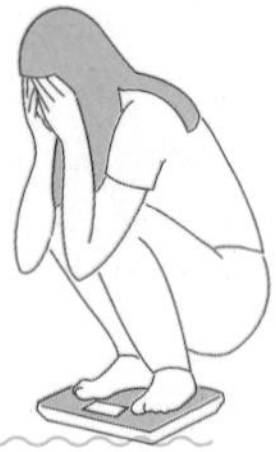

'마음의 병'을 둘러싼 오해들

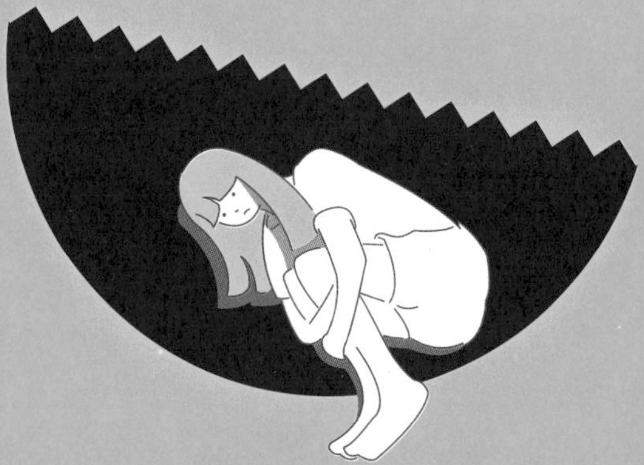

1

오해 ❶

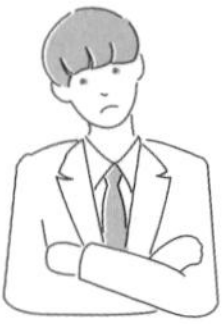

정신질환은 아무나 걸리지 않는 특수한 병이다

누구나 걸릴 수 있는 병이다

사실 정신질환은 많은 사람이 걸리는 흔한 병입니다. 후생노동성(일본의 중앙관청 중 하나로 우리나라의 보건복지부, 고용노동부에 해당한다.—옮긴이)이 3년마다 실시하는 환자 조사에 따르면 2011년 정신질환 환자 수는 약 320만 명, 2014년에는 약 392만 명, 2017년에는 약 419만으로 증가 추세입니다. 자세한 내용을 보면 우울증, 불안 장애, 조현병 순으로 많습니다. 이는 의료기관에서 진찰받은 환자만 대상으로 한 수치이며 기관을 찾은 적 없는 환자, 도중에 치료를 그만둔

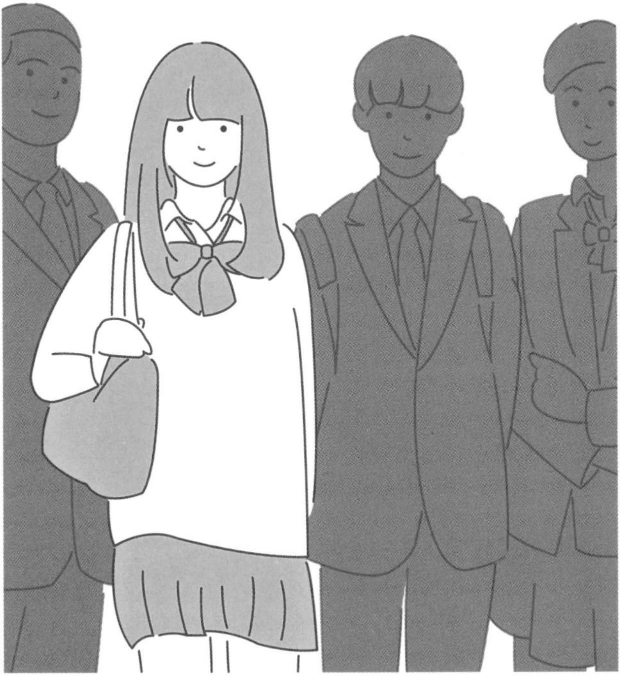

일본인 4명 중 1명이
평생 한 번은 정신질환에 걸린다는
조사 결과가 있다.

환자까지 포함하면 실제 환자 수는 훨씬 많을 것으로 예상됩니다.

국제적인 역학조사*에 따르면 우울증이나 불안 장애를 주요 대상으로 조사한 일본인의 생애 유병률(평생 한 번 이상 병에 걸리는 사람의 비율)은 약 25퍼센트입니다. 일본인 4명 중 1명이 평생에 한 번은 이러한 정신질환에 걸린다는 의미입니다. 이 조사에 포함되지 않은 조현병까지 집어넣으면 상당수가 정신질환을 경험하는 셈입니다. 정신질환은 누구나 걸릴 수 있는 병입니다.

* 가와카미 노리토 외, 《제2차 세계정신보건 일본 조사》, 2016.

오해 ❷

정신질환은 어른의 병이다

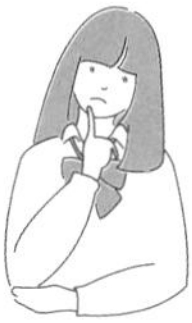

청년기에 발병하는 경우가 많다

병마다 쉽게 발병하는 시기, 즉 호발 연령이 있습니다. 정신질환의 경우 30대 중반까지의 젊은 세대에서 쉽게 발병합니다. 정신질환을 안고 생활하는 사람의 호발 연령을 조사한 결과 절반이 14세 전, 70퍼센트가 25세 전에 발병했음이 밝혀졌습니다. 많은 사람이 초·중·고등학교와 대학교 시절을 포함한 학창 시절에 정신질환을 앓기 시작하는 것입니다.

젊은 나이에 발병하기 쉬운 정신질환의 대표적인 예로

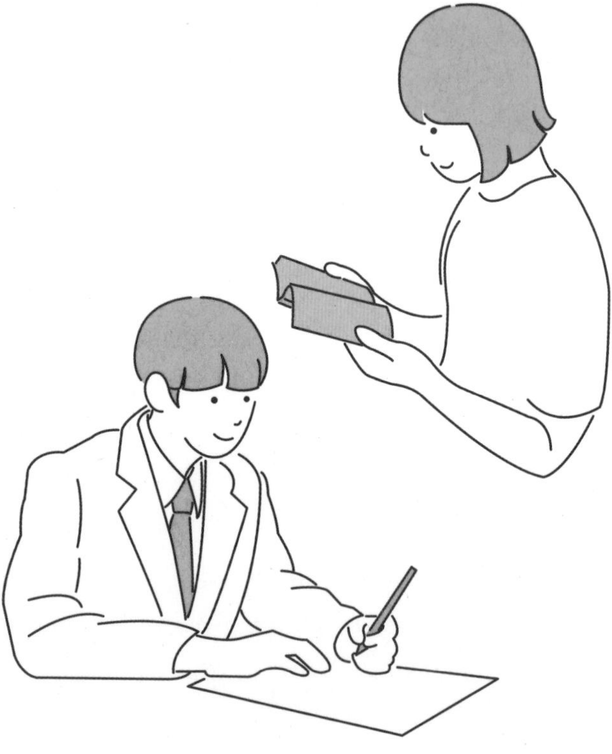

정신질환에 걸린 사람 중
70퍼센트가 25세 전에 발병했다.
10대 때 증상이 나타나는 경우도 많다.

조현병을 들 수 있습니다. 조현병은 약 120명 중 1명이 걸리는 흔한 병으로 호발 연령은 10대 후반에서 30대 전반 사이입니다.

약 80퍼센트가 30세 전에 발병하지요. 양극성 장애와 섭식 장애, 불안 장애로 통칭되는 공황 장애, 강박 장애, 사회불안 장애 등도 10대나 20대 때 발병하기 쉬운 병입니다. 널리 알려진 우울증은 여러 세대에서 발병하는데 사춘기나 청소년기에 걸리는 예도 많습니다.

오해 ❸

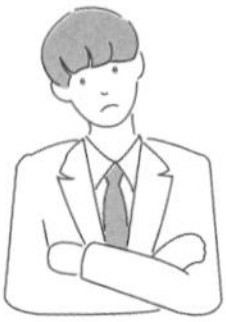

정신질환은 '마음이 약한 사람'이 걸리는 병이다

마음이 약해서 걸리는 것이 아니다

정신질환은 **마음의 병**이라고 불리는 탓인지 '마음이 약해서 병에 걸린다'고 믿는 사람이 적지 않습니다. 환자 스스로도 그렇게 생각해 자책하는 경우가 많고, 가족 등 주위 사람들 역시 '마음을 다스리면 낫는다'며 환자를 내몰기도 합니다.

정신질환은 뇌의 구조나 활동(기능)에 문제가 발생해 행동이나 감정을 잘 제어할 수 없게 되는 **뇌의 병**입니다.

이러한 뇌의 문제에 심리적인 스트레스나 체질 등 다양한 요인이 겹쳤을 때 발병하는 점, 기분 처짐이나 기력 저하

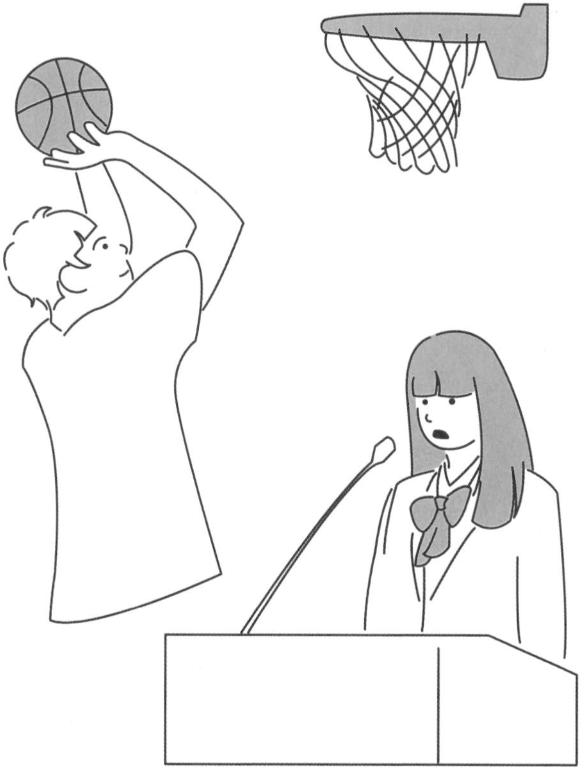

겉보기에 정신력이 강한 사람도
정신질환에 걸릴 수 있다.

와 같은 정신적인 증상이 나타나는 점 때문에 '마음의 병'이라 불리기도 하지만, 심리적 스트레스는 많은 발병 요인 중 하나에 불과합니다. 정신질환은 마음이 약해서 걸리는 병이 아닙니다. 생활환경이 잘못되어서나, 양육법이 잘못되어서 걸리는 것도 아닙니다.

오해 ④

정신질환에 걸린 사람은 위험하다

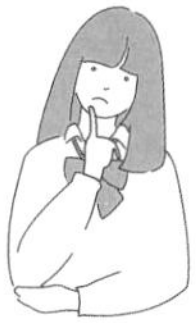

우선 병을 이해하자

폭력 사건과 관련해 '용의자는 정신과 통원 기록이 있다'는 보도가 등장하면 지식이 없는 사람은 '정신 장애가 있는 사람은 무슨 짓을 저지를지 모른다'라고 여기기 쉽습니다. 사실 건강한 사람도 사건을 일으키곤 하는데 정신질환이 문제의 원인이라고 단정 짓고 맙니다.

정신질환 중에는 이유 없이 감정이 고양되거나 갑자기 분노를 터뜨리는 증상이 나타나는 병도 있어 주변 사람들에게 이상하다는 인상을 남기는 것도 사실입니다.

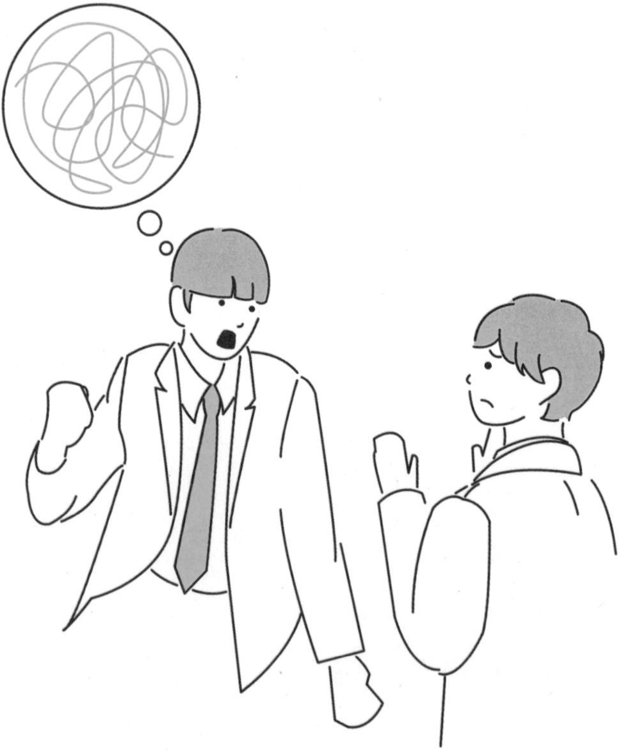

기묘한 행동도 정신질환 증상 중
하나라는 것을 알면
다르게 대응할 수 있다.

하지만 지금은 효과적인 약이 개발되는 등 치료법이 크게 진보해 이러한 증상을 억제할 수 있습니다.

정신질환에서 회복한 사람은 자신의 병에 대한 편견과 오해가 사회에 뿌리 깊게 존재함을 실감하게 됩니다. 하지만 요즘은 자신의 정신질환을 대중 앞에서 말하는 유명인도 많아졌지요. 병에 대해 올바로 이해하면 편견과 오해를 줄여갈 수 있습니다.

오해 ❺

정신질환은 고칠 수 없다

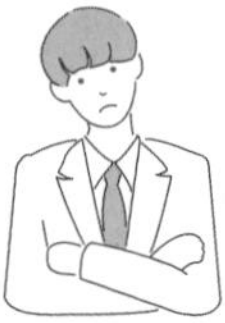

조기 치료로 회복이 가능하다

정신질환의 원인이 밝혀지고 효과적인 약도 등장하고 있습니다. 제대로 치료받으면 증상을 개선할 수 있습니다. 정신질환은 재발하는 경우가 많기 때문에 증상이 사라졌어도 계속 경과를 관찰해야 하고, 재발을 막기 위해 필요에 따라서는 투약을 지속해야 할 때도 있습니다. 그 때문에 완치라는 말을 잘 쓰지 않지만 많은 환자가 병을 잘 통제합니다. 나다움을 유지하는 라이프 스타일을 가꾸려고 노력하면서 발병 전과 다름없이 평범하게 살아갑니다.

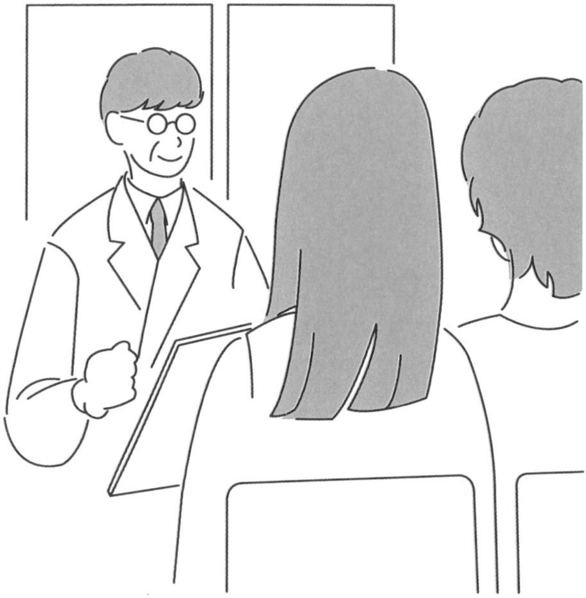

정신질환은 치료 시기가 이를수록
개선하기 쉽기 때문에
조기 발견이 중요하다.

정신질환은 치료를 빠르게 시작할수록 개선하기 쉽다는 것도 밝혀졌습니다. 또 발병 전에 불면, 불안, 권태감, 의욕 저하 등의 전조 증상이 나타나는 경우가 많아 이러한 증상을 알아차리고 이른 단계에 적절한 치료와 케어를 받으면 본격적인 발병을 막을 수 있습니다. 어딘가 이상하다고 느꼈다면 조속히 정신과에서 진료를 받는 것이 중요합니다.

오해 ❻

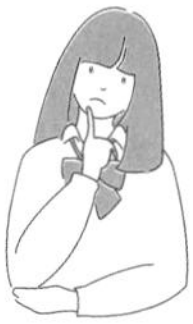

정신질환에 걸리면 인생을 포기해야 한다

치료와 주변의 도움을 통해 사회 복귀가 가능하다

정신질환은 조기에 적절한 치료를 받으면 증상을 개선할 수 있는 병입니다. 회복 후에도 재발을 막기 위해 주의할 필요가 있지만 증상을 잘 관리하여 발병 전과 다름없이 생활하는 사람도 많습니다. 물론 개중에는 증상이 완전히 사라지지 않거나 생활에 어려움이 남는 경우도 없지 않습니다. 하지만 정신질환 환자를 위한 다양한 지원 프로그램이 마련되어 있고, 이러한 프로그램을 이용해 학교나 직장에 복귀하는 사람도 많습니다.

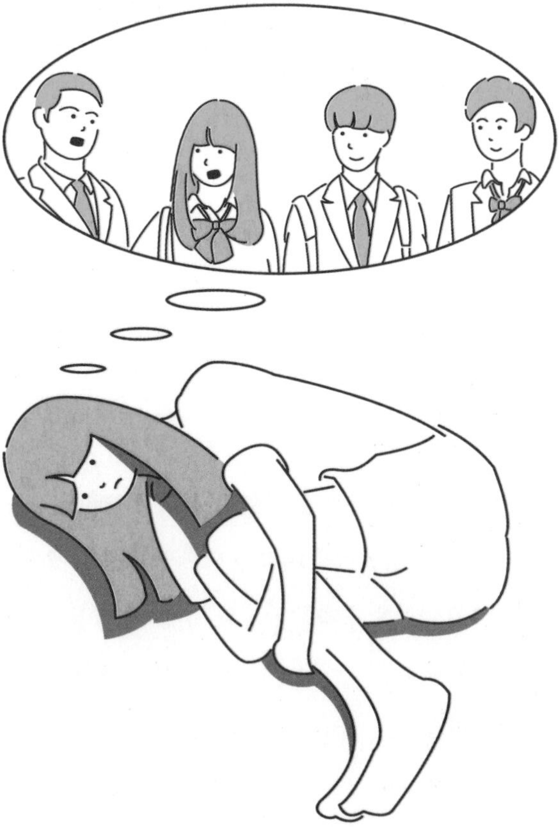

발병하기 전과 다름없이
생활하는 사람도 많다.

정신질환은 앞으로 사회에서 활약할 젊은 세대에서 발병하기 쉽습니다. 그 때문에 '바라던 진로를 포기해야 하는 것 아닐까'라는 불안을 느끼게 되기도 하지요. 예를 들어 심신에 과도한 부담을 줄 수 있는 직업을 희망했다면 재발 가능성을 낮추기 위해 궤도를 수정해야 할지도 모릅니다. 병을 경험하며 새롭게 얻은 관점으로 자신에게 어울리는 새로운 인생을 그려볼 수도 있습니다.

오해 7

정신질환에 걸린 사람을 도와줄 방법은 없다

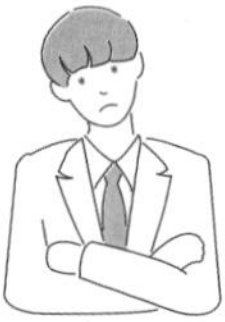

우선 제대로 알아야 한다

정신질환 초기 단계에 경험하게 되는 불편함 가운데는 흔한 것도 많아 병이라고 판단하기 어려울 수 있습니다. 확실한 증상이 나타나도 정신과 전문의에게 진찰받기까지 5~6개월 걸린다는 조사 결과도 있어 조기 치료로 이어지기 힘든 것이 현실입니다.

병원을 늦게 찾는 이유로 정신질환에 대한 편견과 오해를 들 수 있습니다. 일반적으로 '낫지 않는다' '사회로 복귀할 수 없다' '약물 중독이 된다' '남들에게 위험한 인물로 낙

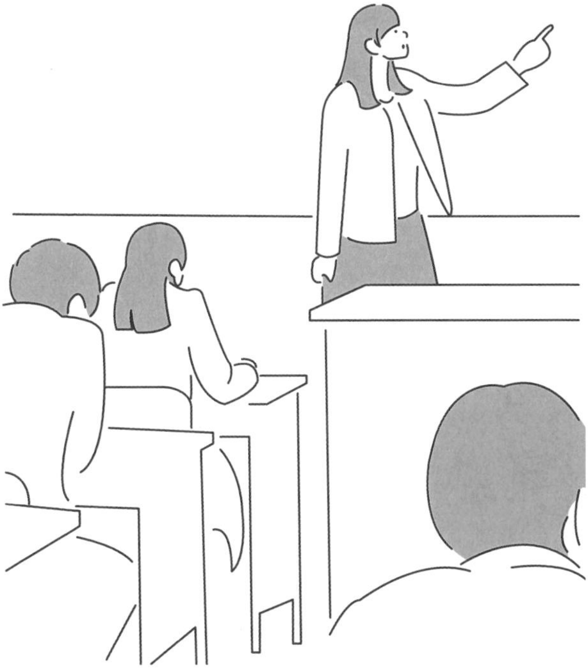

정신질환에 대한
편견과 오해를 없애는 것이
중요하다.

인찍힌다' 등의 인식이 존재하는 병이라면 증상을 알아챘다 하더라도 바로 병원에 갈 마음이 들지 않을 것입니다.

하지만 정신질환에 대한 올바른 지식이 보급된다면 환자 자신뿐만 아니라 주변 사람들도 보다 이른 단계에서 병을 알아차리고 치료를 시작할 수 있습니다. 망설이지 않고 병원을 찾는 사람도 많아질 것입니다. 무엇보다 정신질환에서 회복하는 과정에는 주변의 이해와 도움이 필수적입니다. 자기에게도 일어날 수 있는 일이라는 인식을 갖고 '정신질환에 대한 올바른 지식'을 익히는 것이 중요합니다.

왜 지금
마음의 병을
공부해야 하는가

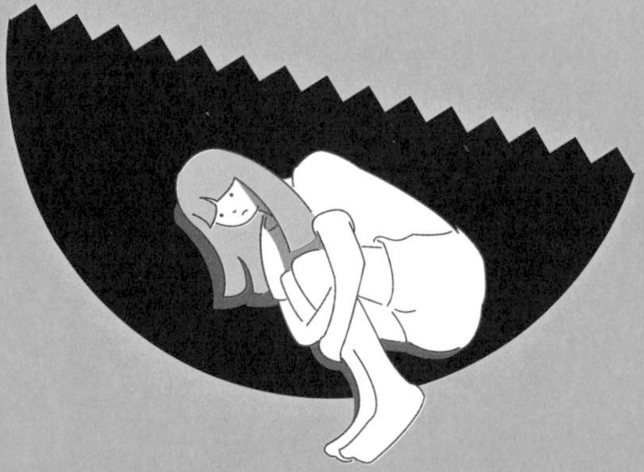

2

늘어나는 정신과 환자 수

일본에서는 해마다 정신과 환자 수가 늘어나고 있습니다. 후생노동성이 3년마다 실시하는 환자 조사에 따르면 정신 질환을 이유로 의료기관에 통원 중이거나 입원한 환자가 1999년 약 204만 명에서 2002년에는 약 258만 명으로 증가했습니다. 2017년(최신판)에는 약 419만 명을 기록해 15년 동안 약 1.6배가 되었습니다.

2013년 후생노동성은 이제까지 '4대 질환'으로 분류했던 암, 뇌졸중, 급성심근경색, 당뇨병에 정신질환을 추가해 '5대 질환'으로 재정의했습니다. 국민의 건강에 큰 영향을 미

정신질환 총 환자 수 추이(질병별 내역)

(단위: 만 명)

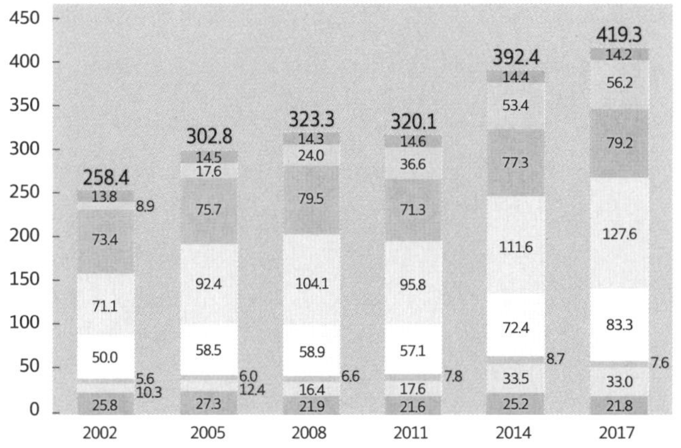

■ 치매(혈관성 등) ■ 치매(알츠하이머 등)

■ 조현병, 조현병형 장애 및 망상 장애 ■ 기분(감정) 장애(조울증 포함)

불안 장애, 스트레스 관련 장애 및 신체 표현 장애

■ 향정신성 물질 사용에 의한 정신 및 행동 장애 ■ 그 외의 행동 및 정신 장애 ■ 뇌전증

※2011년 조사에서는 미야기현 일부 지역과 후쿠시마현이 제외되었다.

자료: 후생노동성 〈환자 조사〉에서 후생노동성 장애보건복지부가 작성한 자료를 일부 수정함.

치는 질병이기 때문에 지자체 단위에서 예방·치료·회복을 돕는 재활 프로그램과 같은 중점적인 대책이 필요하다고 본 것입니다.

코로나바이러스 감염증의 확산으로 이동의 자유가 제한

되면서 스트레스가 쌓이고 활동량이 줄어들며 우울함을 느끼는 '코로나 우울증'이 증가했다는 것이 화제가 되기도 했습니다. 그러나 앞서 말한 수치는 코로나 사태가 시작되기 전에 조사한 것입니다. 코로나 사태와 관계없이 정신과 환자 수의 증가세가 이어지고 있습니다.

간단히 정신질환이라는 단어로 묶지만 그 안에는 다양한 병이 포함되어 있습니다. 높은 비율을 차지하는 것은 무엇일까요? 2017년 조사 결과에서 통원 환자의 질병별 내역을 보면 우울증, 불안 장애, 조현병 순으로 많습니다. 우울증은 15년 전과 비교해 약 1.8배, 불안 장애는 1.7배, 조현병은 약 1.2배 증가했습니다.

어린이들은 어떨까요? 안타깝게도 어린이의 정신질환에 관한 전수 조사는 없습니다. 의료기관에 다니지 않는 어린이가 많은 탓에 실제 환자 수를 기반으로 한 계통적인 예방과 치료 계획을 세우지 못하고 있습니다.

남의 일이 아닌 정신질환

정신질환은 특수한 병이고 특정한 사람만 걸리는 것이라고 오해하기 쉽습니다. 그런 한편 요즘은 거리에 '멘탈 클리닉'이나 '심료내과'(스트레스 등 심리적인 원인으로 인해 신체에 나타나는 증상을 진찰하는 일본의 진료 과목.—옮긴이), '스트레스 케어 클리닉' 등 다양한 명칭을 가진 정신과가 늘어나고 있어 희귀한 병이라는 인식이 상당히 옅어진 것 같습니다.

일본인은 어느 정도의 비율로 정신질환에 걸릴까요? 앞서 이야기한 후생노동성의 환자 조사는 그해 정신질환으로 의료기관을 찾거나 입원한 환자만을 집계한 수치입니다. 의

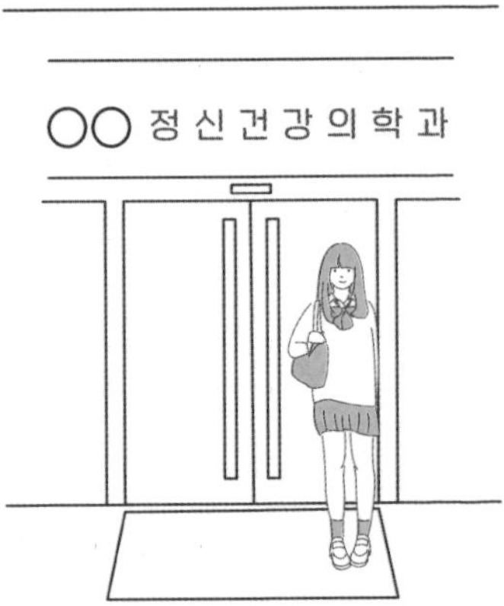

료기관에 다니지 않는 사람까지 포함하면 실제 환자 수는 훨씬 많아집니다. 국제적인 역학 조사 등 다양한 연구를 확인한 결과 '4명 중 1명은 살아가며 어떤 종류든 정신질환을 경험한다'는 것이 밝혀졌습니다. 4인 가족 중 누구 한 명이 정신질환에 걸려도 이상할 것 없는 셈입니다. 나 자신은 물론이고 가족이나 학교 친구, 직장 동료 누구라도 병을 경험할 가능성이 있습니다. 그만큼 걸리기 쉬운 병입니다.

정신질환 중에서도 인지도가 높은 우울증은 발병률도 높아 100명 중 3~5명이 우울증 진단을 받습니다. 유명인 중에서도 우울증을 앓았음을 고백하는 사람이 많지요.

평소 뉴스에 거의 나오지 않는 정신질환, 예를 들어 조현병도 사실은 100명 중 1명이 걸리니까 결코 희귀한 병이라고 할 수 없습니다. 정신질환은 누구나 걸릴 수 있는 가까운 병입니다. 내 일이라고 생각하고 지식을 쌓아갈 필요가 있습니다.

정신질환의 약 75퍼센트는 25세 미만에 발병한다

정신질환에는 다양한 병이 포함되어 있는데 병마다 발병하기 쉬운 연령(호발 연령)이 다릅니다. 그중에서도 치매는 고령자에 많고 나이가 들수록 발병하는 사람이 증가합니다. 치매를 제외하면 대표적인 정신질환의 호발 연령은 대부분 50대 이하(42쪽 표 참고)입니다. 섭식 장애나 조현병처럼 10~20대 때 가장 높은 발병률을 보이는 병도 적지 않습니다.

외국의 연구를 보면 정신질환이 있는 사람의 절반이 10대 중반 전에 발병했으며, 전체의 약 75퍼센트가 20대 중반 전에 발병했음을 알 수 있습니다. 즉 정신질환 대부분이 학

정신질환과 호발 연령

(단위: 만 명)

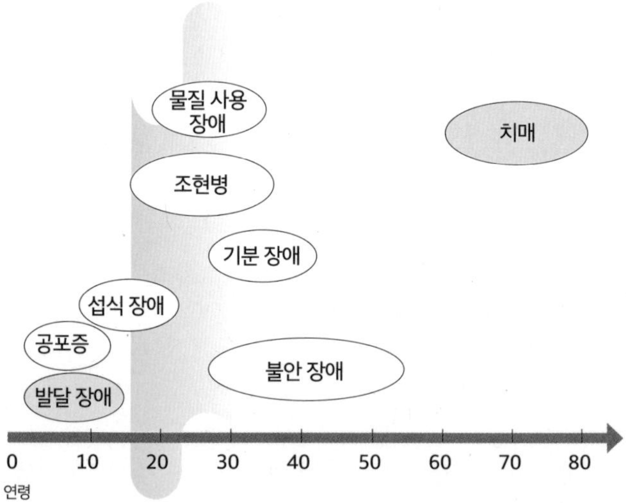

★Kessler 등(2007)의 연구를 참고해 작성함.

교 교육을 받는 시기에 발병하는 셈입니다.

사춘기에 해당하는 10대 중반은 정신적으로 큰 변화를 맞이하는 시기입니다. 게다가 20대 중반까지는 진학과 취업을 겪으며 인생의 단계가 크게 변화합니다. 정신질환은 병에 따라 치료에 긴 시간이 걸리는 경우도 있고 일단 좋아진 뒤에도 재발하기 쉽다는 특징이 있습니다. 그 결과 학교 등

사춘기는 정신질환에 걸리기 쉬운 시기

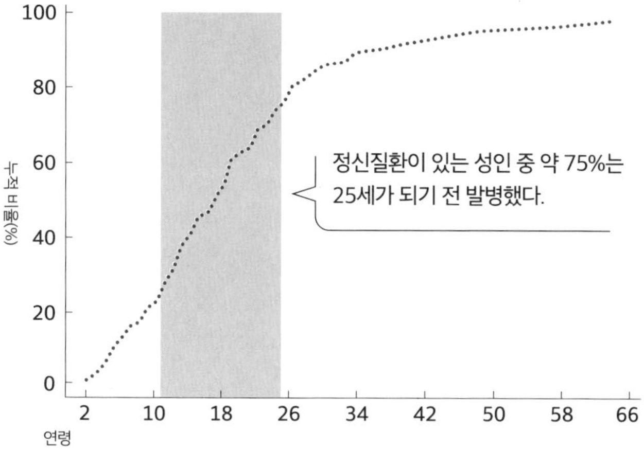

★Kessler 등(2007)의 연구를 참고해 작성함.
출처: 공익재단법인 일본학교보건회 〈정신질환에 관한 지도 참고 자료〉.

교육기관에 다니던 어린이와 청소년이 어쩔 수 없이 휴학하거나 등교하지 못하게 되는 등 학교생활에 영향이 가기도 합니다.

자살 증가의 배경인 '마음의 병'

일본의 초·중·고등학생 자살자 수는 2016년 289명에서 2017년 315명, 2018년 333명, 2019년 339명으로 조금씩 증가하는 추세였으나 코로나 사태가 시작된 2020년에는 499명으로 급속히 늘어났습니다. 자살자 수는 계속 증가하지만 아동 수 자체는 매년 줄고 있으니 어린이 및 청소년의 자살률이 명백히 높아지고 있는 셈입니다. 다른 선진국과 비교해 젊은 세대의 사망 원인에서 자살이 높은 비율을 차지하는 것도 특징입니다(46쪽 표 참고). 정확한 데이터는 없지만 과도한 스트레스와 피로감 때문에 마음의 병에 걸리는 아이

2018년 사망 원인 순위별 연령대·사망자 수·사망률·구성 비율

연령대 (세)	1위				2위				3위			
	사인	사망자 수	사망률	비율 (%)	사인	사망자 수	사망률	비율 (%)	사인	사망자 수	사망률	비율 (%)
10~14	악성 신생물	114	2.1	24.6	자살	99	1.9	21.4	사고	65	1.2	14.0
15~19	자살	503	8.7	44.0	사고	239	4.1	20.9	악성 신생물	111	1.9	9.7
20~24	자살	1,045	17.5	52.1	사고	314	5.3	15.7	악성 신생물	160	2.7	8.0
25~29	자살	1,059	18.0	47.8	사고	257	4.4	11.6	악성 신생물	240	4.1	10.8
30~34	자살	1,235	18.5	39.7	악성 신생물	533	8.0	17.1	사고	304	4.5	9.8
35~39	자살	1,288	17.2	27.9	악성 신생물	1,086	14.5	23.6	심장 질환	420	5.6	9.1
40~44	악성 신생물	2,517	28.2	30.2	자살	1,574	17.6	18.9	심장 질환	911	10.2	10.9
45~49	악성 신생물	4,698	49.4	33.6	자살	1,816	19.1	13.0	심장 질환	1,719	18.1	12.3
50~54	악성 신생물	7,383	89.7	37.9	심장 질환	2,436	29.6	12.5	자살	1,854	22.5	9.5
55~59	악성 신생물	11,693	154.8	42.7	심장 질환	3,348	44.3	12.2	뇌혈관 질환	2,008	26.6	7.3
60~64	악성 신생물	20,146	267.8	46.5	심장 질환	5,328	70.8	12.3	뇌혈관 질환	2,958	39.3	6.8

자료: 후생노동성 〈인구동태통계〉 중 후생노동성 자살대책추진회가 작성함.
주: '사망률'은 인구 10만 명당 사망자를 가리킨다.

들이 늘어나고 있는 것이 원인 중 하나라 할 수 있습니다.

문부과학성이 교육 정책 수립에 참고하기 위해 매년 초·중·고등학교 학생을 대상으로 실시하는 '아동·청소년의

선진국의 연령대별 사망자 수 및 사망률(15~34세, 사인 상위 3위)

	일본 2015			프랑스 2014			독일 2015			캐나다 2013		
	사인	사망자 수	사망률	사인	사망자 수	사망률	사인	사망자 수	사망률	사인	사망자 수	사망률
제1위	자살	4,132	16.3	사고	1,985	12.9	사고	1,724	9.0	사고	1,868	19.6
제2위	사고	1,633	6.4	자살	1,224	7.9	자살	1,426	7.5	자살	1,012	10.6
제3위	악성 신생물	1,300	5.1	R00-R99*	966	6.3	악성 신생물	1,033	5.4	악성 신생물	513	5.4

	미국 2015			영국 2015			이탈리아 2015			한국(참고) 2015		
	사인	사망자 수	사망률	사인	사망자 수	사망률	사인	사망자 수	사망률	사인	사망자 수	사망률
제1위	사고	34,005	38.7	사고	2,596	15.3	사고	1,342	10.5	자살	2,237	16.3
제2위	자살	12,438	14.1	자살	1,255	7.4	악성 신생물	794	6.2	사고	1,152	8.4
제3위	살인	9,593	10.9	악성 신생물	1,060	6.3	자살	530	4.1	악성 신생물	835	6.1

* ICD-10(질병 및 관련 건강 문제의 국제 통계 분류ICD 10차 개정판)의 제18장 '달리 분류되지 않은 증상, 징후와 임상 및 검사의 이상소견'에 해당하는 것.

자료: 세계보건기구자료(2018년 9월)를 참고해 후생노동성 자살대책추진회가 작성함.

주: '사망률'은 인구 10만 명당 사망자를 가리킨다.

문제 행동 및 등교 거부 등 학생 지도상 문제에 관한 조사' 2019년판 결과를 봐도 **자살의 요인**을 **정신 장애**로 파악하는 경우는 중학교에서 8.8퍼센트, 고등학교에서는 9.5퍼센트였습니다. 중·고등학생의 자살에 정신질환이 관련된 경우가 거의 10퍼센트에 이른다는 사실을 무겁게 받아들일 필요가 있습니다.

진찰이 늦어지는 이유 ❶

병을 알아차리기 힘들다

정신질환을 두고 '치료할 수 없다' '걸리면 인생이 끝난다'며 절망적으로 생각하는 일이 흔합니다. 하지만 정신질환은 조기에 발견해 적절한 치료를 받으면 충분히 회복할 수 있는 병입니다. 역으로 생각하면 조기 발견과 조기 치료가 대단히 중요하다는 의미입니다. 그런데도 다양한 이유로 치료가 늦어지는 실정입니다. 외래로 온 초진 환자를 진찰해 보면 이미 상당히 오래전부터 증상을 느끼고 있던 경우가 많습니다.

정신질환이 발병한 후 진료를 받기까지의 기간을

DUP(Duration of Untreated Psychosis, 정신병 미치료 기간)라고 하는데, 좀처럼 치료로 이어지지 않는 현실을 잘 반영하고 있습니다. 정신질환 가운데서도 젊은 세대에서 발병하기 쉬운 대표적 질병인 조현병의 DUP는 중앙치가 5~6개월입니다. DUP는 확실한 증상이 나타나 병에 걸렸음을 자각한 시기부터 계산하지만 사실 그전부터 불면이나 초조함 등 작은

신체 질환과 마찬가지로 정신질환도 빠른 대응이 필요하다

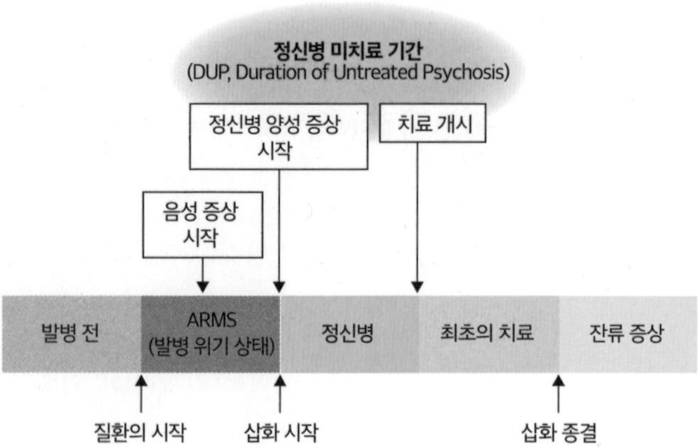

조현병에 따른 뇌의 기질적인 변화는 발병 후 2~5년 사이에 급속히 진행된다. 가능한 한 빨리 치료를 시작해야 한다.

미즈노 마사후미·야마자와 료코, 《Schizophrenia Frontier》 Vol.3 No.1 중 p.35~39를 수정함.

증상이 이어지는 경우가 많습니다. 결국 상당히 긴 기간에 걸쳐 치료를 받지 않은 채 병을 방치하는 것입니다.

평소 우리는 콧물이나 기침이 나오면 감기, 고열이 나면 인플루엔자일지도 모른다고 생각하고 안정을 취하거나 병원을 찾습니다. 감기 증상은 널리 알려져 있으며 다들 경험해보았으니, 증상이 나타났을 때 쉽게 판단을 내릴 수 있는 것입니다.

정신질환 증상은 알아차리기 어려운 경우가 많지만 전혀 눈치챌 수 없을 정도는 아닙니다. 스스로도 어쩐지 이상하다는 생각이 들고 주변 사람들 역시 평소와 다르다는 느낌을 받습니다. 하지만 정신질환에 대해 잘 모르기 때문에 이상 증상을 정신질환과 결부하지 못하는 것입니다.

진찰이 늦어지는 이유 ❷

편견

정신질환 치료가 늦어지는 큰 이유 중 하나는 **병에 대한 편견**(스티그마)이라 할 수 있습니다. 정신질환을 둘러싼 뿌리 깊은 편견 때문에 정신질환에 걸리는 것은 부끄러운 일이라고 생각하는 사람이 있습니다. 이러한 편견의 밑바탕에는 **병에 대한 지식 부족**이 있습니다.

예를 들어 정신질환은 누구나 걸릴 수 있는 병인데 마음이 약한 탓이라고 믿는 사람이 많습니다. 조기에 발견해 적절한 치료를 받으면 충분히 회복할 수 있는데도 한 번 걸리면 평생 고칠 수 없다며 두려워하는 사람도 적지 않습니다.

병을 앓고 치료한 경험을 나눌 기회가 적은 것도 한 원인입니다.

'그런 성가신 병에 걸리면 큰일이다'라든지 '내가 그런 병에 걸릴 리 없어'라는 식으로 생각하고 싶어 합니다. 병원에 가서 진단받으면 병을 인정할 수밖에 없습니다. 그러니 진단받는 것이 두렵습니다. 병을 바르게 이해하지 못해서 생겨나는 **편견**이 병원으로 가는 발걸음을 막는 것입니다. 이러한 편견이 있다면 다행스럽게 증상을 깨달았다 하더라도 조기 치료로 이어지지 않습니다. 치료를 받지 못하는 기간이 길어지면 병은 더욱 낫기 어려워집니다.

또 조기 치료를 위해서는 가족이나 학교 선생님, 친구 등 주변에 있는 사람들이 문제를 알아차리고 치료를 권하는 것도 중요합니다. 이때도 편견이 발목을 잡을 수 있습니다.

부모는 보통 아이가 열이 나거나 아파하고 상태가 안 좋은 것 같으면 병원에 데려갑니다. 하지만 정신질환이 의심되는 경우에는 자신의 아이가 '그런 병'에 걸렸다는 것을 인정하고 싶지 않아서 병원에 데려가지 않는 경향이 있습니다.

친구나 학교 선생님도 정신질환 앞에서는 "병원에 한번 가봐"라고 다른 병을 대하듯 가볍게 말하지 못합니다. 머리

로는 편견이나 차별이 나쁘다고 생각하고 자기는 그렇지 않다고 믿는 사람들도 실제로는 어느 정도 정신질환에 대한 편견을 가지고 있습니다. 그러니 평소라면 자연스럽게 나올 "컨디션이 나쁘면 빨리 병원에 가봐"라는 말을 하기 어려운 것 아닐까요?

40년 만에 교육 과정에 재등장한 정신질환

정신질환을 앓는 사람은 대단히 많고 특히 젊은 세대에서 발병하기 쉽습니다. 하지만 학교 교육 연령에 해당하는 어린이와 청소년은 환자가 될 가능성이 높은데도 대부분 그에 대한 자각이 없으며 정신질환에 관한 올바른 지식도 배우지 못합니다.

이런 상황을 반영하여 2022년도부터 고등학교 보건·체육 과목의 〈학습지도요령〉에 정신질환과 관련된 항목이 포함되었습니다. 〈학습지도요령〉이란 일본의 모든 학교에서 일정 수준의 교육이 이루어지도록 문부과학성이 마련한 교육 과정(커리큘럼)을 가리키는 말입니다. 그 안에는 초·중·고등학교에서 배우는 각 과목의 목표와 대략적인 교육 내용이 정해져 있습니다. 이를 토대로 교과서와 시간표가 만들어집니다.

〈학습지도요령〉의 내용은 보통 10년에 한 번, 사회 정세의 변화 등을 반영하여 개정됩니다. 최신 개정을 통해 2022년 4월부터 고등학교 〈학습지도요령〉에 '정신질환의 예방과 회복'이 포함되면서 보건·체육 수업에서 정신질환을 가르치게 된 것입니다.

보건·체육에서는 앞으로 일어날 다양한 문제에 대처할 수 있도록 여러 건강 과제에 대한 대응책을 교양으로 익힙니다. 질병에 관련된 지식도 그중 하나라 할 수 있습니다. 예를 들어 중학교나 고등학교에서 배우는 '암'은 사실 청소년들과는 크게 관계없는 질병입니다. 하지만 2명 중 1명이 암에 걸리는 시대를 살아가려면 그에 관한 지식이 반드시 필요합니다. 그와 마찬가지로 정신질환처럼 청년층이 잘 걸리는 병 역시 암을 공부하듯 기본적인 지식으로 알아둘 필요가 있습니다.

사실 〈학습지도요령〉에 정신질환 관련 항목이 포함된 것은 이번이 처음이 아닙니다. 40년 만에 재등장한 것입니다. 수업 시간은 한정되어 있고 가르쳐야 할 내용은 늘어나는 상황에서 상대적으로 우선도가 밀리기 때문에 삭제되었을 가능성이 큽니다.

최근 들어 우울증이나 적응 장애 등 마음의 병을 앓는 사람이 늘고 있습니다. 어린이뿐만이 아닙니다. 직장에서도 '스트레스 체크 제도'가 도입되는 등 정신질환은 더 이상 남의 일이라고 할 수 없습니다. 게다가 정신질환의 약 75퍼센트가 20대 전반이 되기 전에 발병하는 상황을 보더라도 이는 청년층에게는 더욱 절실한 문제입니다. 정신질환에 대한 편견이나 오해가 뿌리 깊으니만큼 반드시 올바른 지식을 익혀야 합니다.

요약하자면, 현대사회를 살아가는 청소년들이 알아두어야 할 사항으로서 정신질환의 우선도가 높아지면서 교육 과정에 다시 포함되었다고 할 수 있겠습니다.

학교에서 정신질환을 배우면 일어나는 변화

정신질환의 75퍼센트는 20대 전반 이전에 발병하기 때문에 사회인이 된 다음 정신질환을 배우면 늦습니다. 학교 교육 과정에서 정신질환에 관한 지식을 알아두면 10대나 20대에 발병했을 때 스스로 징후를 알아차릴 수 있습니다. 친구 등 주변 사람들이 평소와 다른 모습을 보일 때도 먼저 발견할 수 있을 것입니다.

학생들에 한정된 이야기가 아닙니다. 교사나 양육자의 의식도 바뀌어 학생들의 변화나 고민을 더욱 알아차리기 쉬워질 것입니다.

앞서 이야기했듯 많은 사람이 정신질환에 대한 편견이나 오해 때문에 증상을 감지해도 좀처럼 정신과를 찾아가 진찰을 받지 않습니다. 학교 교육을 통해 **정신질환은 특이한 병이 아니다**라는 인식이 널리 퍼진다면 정신과에 대한 심리적 거부감도 줄어들어 조기 치료를 기대할 수 있겠지요.

이번에는 고등학교 과목인 보건·체육에만 포함되었지만 정신질환이 증가하는 시기, 즉 교육의 중요성이 높아지는 시기는 사춘기인 만큼 고등학교에서 배우기 시작하면 늦을 수 있습니다. 장차 중학교·초등학교로 넓혀갈 필요가 있습

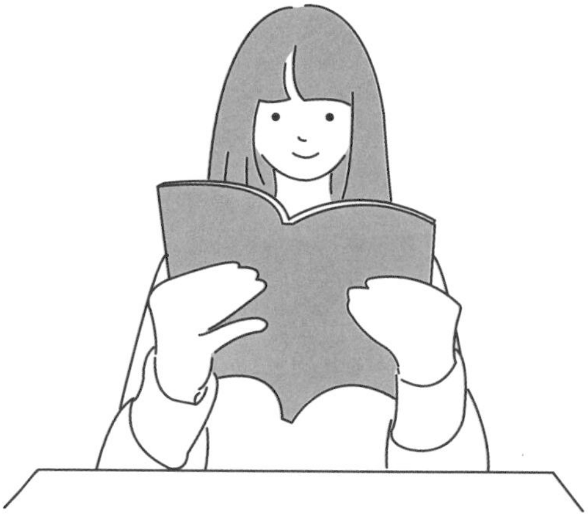

니다.

지금은 인터넷 등을 통해 손쉽게 정보를 얻을 수 있는 시기입니다. 하지만 **살아가며 꼭 알아야 할 것**은 공평하게 배울 수 있어야 합니다. 그런 것 중 하나가 정신보건과 정신질환입니다. 공교육 기관인 학교에서 모두가 공평하게 배울 기회를 보장하는 것은 중요합니다.

고등학교 보건·체육 수업에서는 개인의 건강 문제라는 시점에서 이해하는 것에 그치지 않고, 정신질환에서 회복한 사람들이 사회에 받아들여지며 더불어 살아가는 모습을 더욱 깊이 이해하고자 합니다.

마음의 병이란 무엇인가?

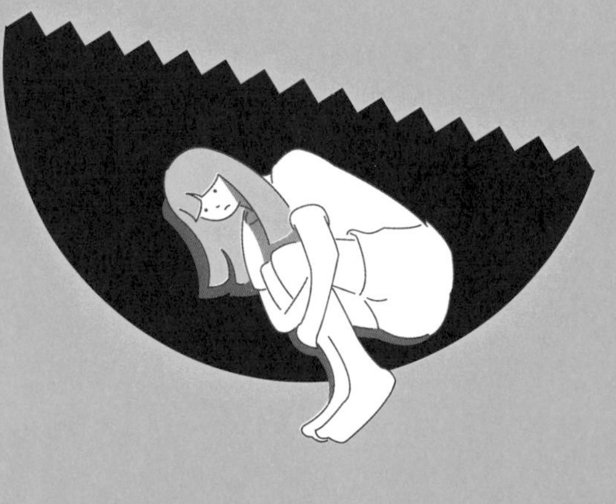

3

정신질환은 어떤 병인가?

뇌의 기능과 마음의 움직임에 이상이 생기는 것이 정신질환입니다.

뇌는 몸 전체를 제어하는 **사령탑** 역할을 맡고 있습니다. 숨을 쉬거나 심장을 움직이게 하는 등 생명과 관련된 지령뿐 아니라 '정보 인식' '사고' '판단' '의욕 생성' '감정 및 행동 제어' 등의 일도 전부 뇌에서 이루어집니다. 뇌의 다양한 영역이 서로 연결되어 정보를 주고받는 네트워크를 형성한 결과 마음 역시 복잡하게 움직이게 됩니다.

정신질환은 뇌의 구조나 기능에 이상을 일으켜서 뇌가

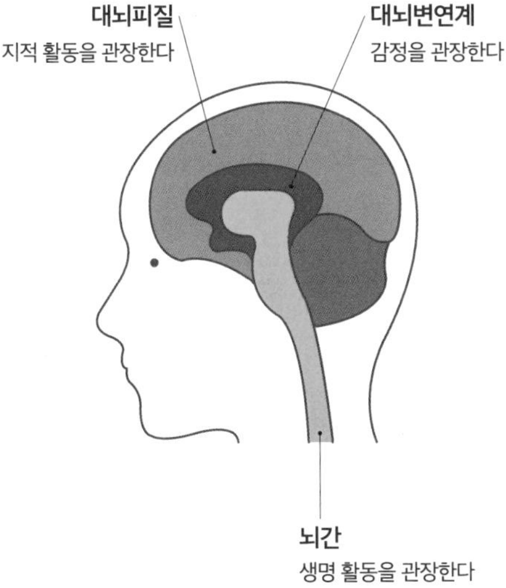

다양한 정신질환

● 우울증 ● 치매 ● 뇌전증 ● 조현병 ● 섭식 장애 ● 양극성 장애(조울증) ● 성격 장애 ● 공황 장애 및 사회불안 장애 등 불안 장애 ● 발달 장애 ● 강박 장애 ● 수면 각성 장애 ● 게임 의존 및 알코올 의존, 약물 의존과 같은 의존증 등.

본래 해야 할 일을 제대로 하지 못하게 만들며 다양한 증상을 불러일으키는 병입니다. '마음의 병'이라 불리는 것은 뇌가 기분이나 감정과 같은 '마음'(정신)의 작용도 담당하고 있기 때문입니다. 정신질환은 '뇌의 병'이자 '마음의 병'인 셈입니다.

'정신질환'은 다양한 병을 총칭하는 그룹명이라고 할 수 있습니다. 잘 알려진 병으로는 우울증이나 치매가 있지만 뇌전증, 조현병, 섭식 장애, 양극성 장애(조울증), 성격 장애, 공황 장애나 사회불안 장애를 비롯한 불안 장애, 발달 장애, 강박증, 수면 각성 장애, 게임 의존이나 알코올 의존, 약물 의존 같은 의존증도 정신질환입니다.

왜 정신질환에 걸리는가?

정신질환은 대부분 발병 원인이 분명치 않습니다.

이제까지의 연구에 따르면 ① 정보 전달을 담당하는 신경전달물질 ② 성격 ③ 성장 환경 ④ 현재 환경 ⑤ 생활 습관 ⑥ 스트레스에 대한 내성 부족 ⑦ 유전적 요인 등 다양한 요인이 복잡하게 얽혀서 발병하는 것으로 보입니다.

중요한 것은 위에 언급한 사항도 다수 존재하는 요인의 일부분에 불과하다는 점입니다.

그런데도 가까운 어른이 정신질환에 걸린 아이에게 "마음이 약해서 정신병에 걸린 거야"라고 질책하거나 "정신을 단련해라" "약 같은 걸 먹으면 안 돼" 같은 말로 잘못된 격려를 하는 경우가 있습니다. 스트레스에 대한 내성이 약한 것도 정신질환의 원인 중 하나이지만 그 말이 곧 마음이 약하다는 의미는 아닙니다. 근성으로는 병을 고칠 수 없습니다. 정신질환에 대해 배울 때는 마음의 작용을 현대 과학의 성과를 통해 이해하려는 자세도 함께 배워야 합니다.

정신질환에 걸리기 쉬운 사춘기

정신질환 중에는 치매처럼 나이가 들면 걸릴 확률이 높아지는 병도 있지만 대부분은 10대나 20대 때 발병률이 가장 높습니다. 어째서 이 연령대에 자주 발병할까요?

사춘기 때는 단순히 몸이 커질 뿐 아니라 성호르몬이 분비되어 어른의 몸으로 성장합니다. 급격한 변화를 거치는 이 시기에는 몸 상태가 불안정해지기 쉽고 정신질환이 아니더라도 다양한 병을 겪을 확률이 높아집니다.

또한 사춘기는 사회의 영향을 받으면서 한 명의 어른으로서 나를 확립해가는 시기이기도 합니다. 자립을 준비하며 이제까지 자신을 지켜주었던 가족들과 거리를 두고 싶어지는 한편, 친구들과의 관계를 중시하며 이성을 의식하게 되는 등 주변 사람들과의 관계도 급속히 변합니다.

뇌도 성장하지만 그 속도가 비교적 느리기 때문에 22~23세가 되어야 완성됩니다. 즉 뇌의 발육이 몸과 환경의 변화 속도를 따라잡지 못해 **어긋남**이 생기게 되는 것입니다. 이 어긋남이 큰 스트레스를 유발해 마음과 몸의 균형에 영향을 미치는 경우가 적지 않습니다. 이러한 사춘기 특유의 상황 역시 정신질환의 한 원인이라고 할 수 있습니다.

조기 발견 및 조기 치료가 중요한 이유

병은 이른 단계에서 치료를 시작할수록 고치기 쉬운 법입니다. 암이 그 전형적인 예로 초기에 치료를 시작하면 생명에 지장을 주지 않고 치료할 수 있는 가능성이 높아집니다.

정신질환도 신체의 병과 마찬가지입니다. **치료를 시작하는 시기가 치유 난이도**를 좌우합니다. 예를 들어 조현증에 의한 뇌의 변화는 발병 후 2~5년 사이 진행된다는 것이 밝혀졌습니다. 발병하면 가능한 한 빨리, 늦어도 3년 안에는 치료를 시작하는 것이 이상적입니다. 뇌의 기질적인 변화가 분명히 드러나지 않는 우울증이나 불안 장애 같은 다른 정

정신질환 조기 증상 체크리스트

해당하는 항목에 체크해보세요.

- 1 최근 일주일 동안 잠들기 어렵거나 너무 일찍 깨버리는 일이 있었습니까?
- 2 식욕 부진이나 과식 증상이 있습니까? 체중 감소, 체중 증가가 있습니까?
- 3 최근 2~3개월 동안 활동량이 줄어들거나 세상일에 대한 흥미가 줄었습니까?
- 4 일상적인 문제로 고민하는 일이 많습니까?
- 5 독서를 하거나 TV를 볼 때 집중할 수 없고 물건을 잃어버리는 일이 잦아졌습니까?
- 6 장래를 생각하면 어떤 느낌이 듭니까? '인생을 살 가치가 없다' '모든 것을 끝내고 싶다'라고 생각할 때가 있습니까?
- 7 다른 사람과 비교해 남들 앞에서 긴장하기 쉬운 편입니까?
- 8 강한 공포감을 동반하는 두근거림이나 발한, 떨림, 현기증과 같은 발작이 있습니까?
- 9 당신의 말과 행동에 대해 '이상하고 이해하기 어렵다'는 평가를 들은 적이 있습니까?
- 10 아무도 없는데 다른 사람의 목소리가 들린 적이 있습니까?

출처: 이언 R.H. 펄룬, 《통합적 정신 건강 관리: 지역에 기반을 둔 통합적 접근》(*Integrated Mental Health Care, A Comprehensive, Community-Based Approach*).

신질환도 마찬가지입니다. 조기에 적절한 치료를 받으면 더 빠른 회복을 기대할 수 있습니다.

이른 단계에서 치료를 시작하기 위해서는 무엇보다 빨리 병의 증후를 알아차린 다음 주저하지 말고 의료기관을 찾아야 합니다. 예를 들어 조현증이라면 환각이나 망상이 나타날 수 있습니다. 우울증의 경우 기분이 가라앉고 무얼 해도 즐겁지 않은 날이 이어집니다. 이렇듯 각 병이 가지고 있는 특징적인 증상을 알아둔다면 병을 알아차리기 쉬울 것입니다(4장 참고).

이러한 증상은 병에 걸린 뒤 나타납니다. 그런데 사실 증상이 보이기 전에 '병의 전조'가 나타나는 경우가 많습니다. 이 전조 증상을 알아두면 더욱 이른 단계에서 병을 발견할 수 있습니다(체크리스트 참고).

자주 보이는 증상으로 '불면' '식욕부진' '기분 침체'(우울 상태) '불안과 초조함' '집중력 저하'를 들 수 있습니다. 건강한 사람도 일상적으로 경험할 수 있는 증상이지만 몇 주씩 이어지지는 않습니다. 불면을 예로 들자면 평소와 비교해 잠들기 어렵거나 아침에 일어나기 힘들었다는 등 '어쩐지 이상하다'는 수준에서 알아차린다면 컨디션을 조절하기도

우울 상태가 곧 우울증은 아니다

요즘은 **우울**이라는 단어가 널리 퍼져서 '기분이 울적하니까 우울증'이라는 식으로 모든 것을 다 우울증 취급하는 경우도 늘었습니다. 인터넷에서 모은 정보에 근거해 "나도 우울증인가 봐!" 하고 자가진단을 내리는 사람도 있지요.

예를 들어 시험을 망치거나 실연을 겪는 등 충격적인 경험을 하여 기분이 가라앉는 상태, 즉 **우울 상태**에 빠지는 것은 흔히 있는 일입니다. 이는 충격적인 사건에 대한 마음의 반응이라 원인이 해소되거나 기분전환을 하면서 어느 정도 시간을 보내면 조금씩 충격이 잦아들고 회복하게 됩니다. 우울증은 원인이 된 문제가 사라져도 기분이 회복되지 않아 직장이나 학교에 갈 수 없거나 움직일 수 없는 등 일상생활에 큰 지장을 주기 때문에 치료가 필요합니다.

우울 상태는 우울증 증상 중 하나이나 우울 증상이 곧 우울증인 것은 아닙니다.

쉽습니다.

앞서 말한 증상은 모두 피곤할 때나 몸 상태가 나쁠 때 자주 경험하게 되는 흔한 것이라 방치하는 사람도 적지 않습니다. 실제로 정신질환 환자에게 "이런 증상이 없었습니까?"라고 물어보면 "그러고 보니……" 하고 대답하는 사람이 대부분입니다. 짐작 가는 바가 있지만 증상이 있던 당시에는 신경 쓰지 않았던 것입니다.

이런 '평소와 다르다' '좀 이상하다'라는 극초기 단계의 변화를 놓치지 않고 의료기관을 찾아가서 적절한 치료를 받을 수 있다면 정신질환이 발병하는 일을 충분히 막을 수도 있습니다.

정신과의 진찰 방법

정신질환을 전문적으로 다루는 병원이 정신과입니다. 정신과의 풍경은 내과나 외과, 안과처럼 여러분이 자주 다니는 병원과는 조금 다릅니다. 예를 들어 배가 아파서 내과에 갔다면 언제부터 어떻게 아팠는지 확인하는 문진을 실시하고, 배를 만져서 상태를 확인하는 촉진이나 초음파·X선·CT(컴퓨터 단층 촬영) 등 영상 검사, 혈액 검사 등 **검사**가 이루어지는 것이 일반적입니다. 그 결과를 보고 병명을 알아내니 검사는 진단에서 빼놓을 수 없는 도구라 할 수 있습니다.

하지만 정신질환 대부분은 이와 같은 검사를 통해서는

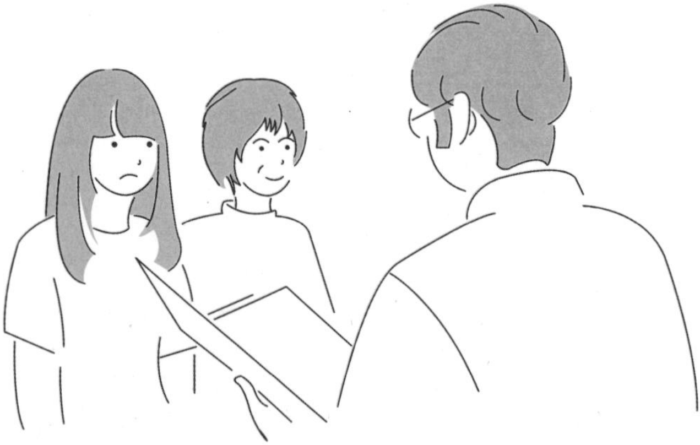

정신과 진찰에서는
환자가 자신이 겪은 일을 말로 설명하는
'문진'이 중요한 역할을 한다.

이상을 발견할 수 없습니다. 마음속을 들여다볼 수 있는 기계는 없기 때문입니다.

정신과 진찰에서는 환자가 자신이 겪은 일을 말로 설명하는 '문진'이 중요한 역할을 하게 됩니다. 환자 본인뿐 아니라 평소 모습을 잘 알고 있는 가족들의 이야기도 참고합니다. 구체적으로 어떤 것(증상) 때문에 어려움을 겪고 있는가, 그 증상이 어느 무렵부터 나타났는가, 어떤 식으로 대응해 왔는가, 증상이 나타나기 전 어떤 생활 배경이 있었는가, 몸과 마음에 다른 이상 증상은 없는가. 다양한 정보를 모아서 그 정보를 기반으로 병을 진단합니다.

정신과는 가기 껄끄럽다?

정신질환이 악화되면 치료는 어려워지고 증상이 나아질 때까지 시간도 걸립니다. 스스로 '어쩐지 이상한데'라고 느꼈거나 주변 사람들이 보기에 평소와 다르다고 느껴졌다면 조속히 정신과를 찾아야 합니다. 하지만 증상을 알아차렸으면서도 진찰받기 망설이는 사람이 적지 않습니다. 과거 1년간 어떤 형태로든 정신질환을 경험한 사람 중 진찰이나 상담을 받은 사람은 20퍼센트에도 미치지 못한다는 연구 결과도 있습니다.

정신과를 멀리하는 이유 중 하나는 정신질환과 마찬가

지로 **정신과를 둘러싼 편견**이 존재하기 때문입니다. 예를 들어 눈이 충혈되었거나 화상을 입어 아파하는 사람을 본다면 "안과에 가는 게 좋지 않겠어요?" "빨리 피부과에 가보세요"라고 주저 없이 권할 것입니다.

하지만 명백히 정신질환이 의심스러운 상황에서도 "정신과에 가보세요"라고 말하기는 어렵습니다. '정신과는 이상한 사람이 모여 있는 곳' '정신과에 가면 끝이다'처럼 잘못된 인식을 갖고 있거나 이렇게 극단적이지는 않더라도 '정신과와 얽히고 싶지 않다'고 생각하는 사람이 적지 않습니다. 개인적으로 편견을 갖지 않는 것은 물론이고 마음 편하게 정신과를 찾을 수 있는 사회 분위기를 만들어나가야 합니다.

우선 내과나 소아과에서 진찰을 받은 뒤 정신과를 소개받는 것도 한 방법이다

정신과라 해도 진료실이나 대기실은 평범한 내과와 크게 다를 바 없습니다. 눈에 병이 나면 안과, 귀나 코에 병이 나면 이비인후과를 찾듯 정신질환에 걸렸을 때 그 병을 잘 알고 있는 정신과 전문의에게 진찰받는 것은 자연스러운 일입니다.

정신과에 거부감이 있다면 우선 평소 다니던 내과나 소아과에서 진찰을 받은 뒤 정신과를 소개받을 수도 있습니다. '마음 클리닉'이나 '멘탈 클리닉' 등 정신과라고 전면에 내세우지 않은 의료기관에 가보는 것도 방법입니다.

최근에는 '아동 정신과' '사춘기 정신외래'처럼 젊은 세대를 전문적으로 진료하는 의료기관도 늘고 있습니다. 가능한 한 빨리 전문의를 만나서 적절한 치료를 받는 것이 중요합니다. '심료내과'라는 간판을 내걸고 있는 정신과도 많습니다.

정신질환은 고칠 수 있을까?

개인차가 있지만 정신질환에서 회복되려면 통상적으로 어느 정도 시간이 필요합니다. 순조롭게 꾸준히 회복되는 것이 아니라 상태가 좋은 날이 이어지다가 조금 후퇴하는 식으로 증상이 물결치듯 일보 전진과 일보 후퇴를 반복하면서 서서히 나아지는 것입니다. 상태가 좋은 날이 이어진다고 이제 다 나았다며 스스로 판단 내린 다음 무리하거나 약을 끊으면 다시 증상이 악화되어 회복까지 더 많은 시간이 걸리는 경우도 있습니다. 초조해하지 말고 치료를 이어가야 합니다. 많은 시간이 필요한 치료이니만큼 가족과 선생님,

친구 등 주변인들의 이해도 빼놓을 수 없이 중요합니다. 따뜻하게 지켜보며 필요할 때 도움의 손길을 내미는 주변 사람들의 존재가 회복으로 가는 원동력이 됩니다.

정신질환은 재발하는 예가 많습니다. 그래서 '치유'라는 표현도 잘 쓰지 않습니다. 그 대신 증상이 사라졌음을 의미하는 '완화'라는 용어를 씁니다. 증상이 없어져서 안정된 상태를 의미하지요. 경과 관찰과 재발 예방을 위한 투약을 계

회복의 양상

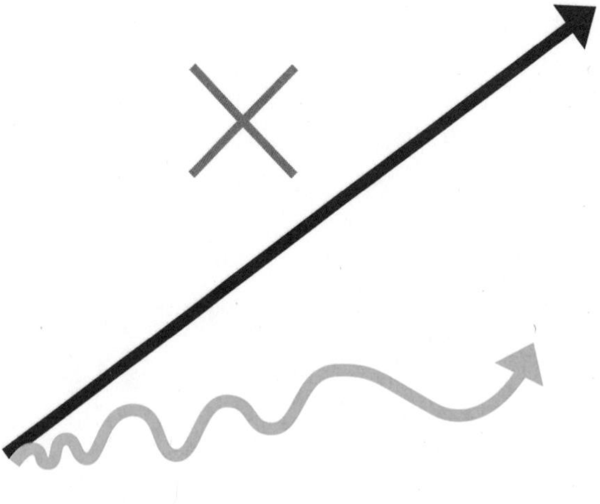

정신질환은 순조롭게 계속 회복되는 것이 아니라 증상이 물결치듯 일보 전진과 일보 후퇴를 반복하면서 서서히 나아진다.

속하면서 완화 상태를 유지해 재발하는 일 없이 병에 걸리기 전과 같은 생활을 하고 있는 사람도 많습니다.

한편 어느 정도 회복했지만 증상이 남아서 이전과 같은 생활은 어려운 경우도 있습니다. 하지만 증상이 있더라도 집안일이나 업무가 가능해지거나 자립해서 생활할 수 있습니다. 꿈과 희망을 가지고 주체적으로 생활할 수 있게 되었다는 면에서 보면 충분히 **자기 나름의 회복**(퍼스널 리커버리) 수준에 이르렀다고 말할 수 있습니다.

정신질환 치료의 목적은 이처럼 **회복**으로 향하는 상태에 이르는 것입니다. 스스로 **회복하고 있다**고 실감하는 것이 중요합니다.

주변에서 알아차리고 최선을 다해 이야기를 들어주자

정신질환이 의심되어 외래로 진찰받으러 오는 10대 환자는 부모님이 병을 알아차리고 본인을 설득해서 데리고 오는 경우가 대부분입니다. 2022년부터 고등학교 보건·체육 수업에서 정신질환을 가르치게 된다면 학생이 스스로 자신의 병을 알아차리게 될 것이 기대되지만, 혼자 의료기관을 찾기는 여전히 쉽지 않을 것입니다. 하물며 병으로 마음과 몸이 정상이라 할 수 없는 상태일 때 정보를 수집하고 바른 판단을 내리기는 대단히 어렵습니다. 부모님과 선생님 등 주변 어른의 역할이 매우 중요합니다.

우선 병을 알아차려야 합니다. 어른도 정신질환의 증상과 전조를 이해하고 있어야 아이가 '평소와 다르다' '조금 이상하다'라고 느낄 수 있습니다.

당사자가 힘들어하는 점에 초점을 맞춘다

다음으로 당사자의 이야기를 잘 듣는 것이 중요합니다. 주의해야 할 것은 **본인이 힘들어하는 점**에 초점을 맞춰야 한다는 것입니다. 당사자가 걱정하는 일이나 힘들어하는 부분은 부모님이나 선생님이 보기에 이상하다고 여기는 부분과는 보통 일치하지 않습니다. 예를 들어 "잠을 잘 못 자니까(=주변에서 걱정되는 부분) 병원에서 진찰을 받아보자"라고 권해도 본인이 그 문제를 심각하게 생각하지 않는다면 '평소에는 학교를 빠지면 안 된다고 하더니 오늘따라 왜 병원에 가라는 거야?'라며 반발하게 됩니다. 스스로 어떻게 생각하는가, 어떻게 하고 싶은가 등 당사자의 의향을 존중하는 자세를 갖는 것이 중요합니다.

주체는 어디까지나 **당사자**이지만 부모나 선생님의 입장에서 걱정된다는 마음을 말로 전달합시다. 사춘기 때는 특히 부모 자식 간의 대화가 적어지기 마련입니다. 부모는 기회를 틈타 대수롭지 않은 일처럼 언급하거나 우회적으로 넌지시 말을 걸어보기도 합니다. 부모로서는 쑥스러움을 무릅쓰고 최선을 다해 대화를 시도한 것이지만 사춘기 자녀에게는 이러한 부모의 배려가 전해지지 않습니다. 별거 아닌 것처럼 말하니까 중요한 일은 아닐 거라고 생각하고 가볍게 넘기기 일쑤입니다.

지나가듯 말하지 말고 함께 제대로 앉아서 눈을 보고 "이건 중요한 문제야"라는 메시지를 분명히 전하면 아이도 진지하게 받아들일 것입니다.

생활 습관과 정신질환의 관계

정신질환에 걸리지 않기 위해 평소에 실천할 수 있는 일이 있을까요?

정신질환은 생활 습관과 깊은 관계가 있어 생활 리듬의 불균형이 발병의 한 원인이 된다는 지적도 있습니다. 증상의 악화나 재발을 방지하기 위해서도 생활 습관을 개선할 필요가 있습니다. 특히 중요한 것은 운동, 식사, 휴식 및 수면입니다.

운동

운동에는 다양한 정신질환을 치료하는 효과가 있다는 것이 최근 밝혀지고 있습니다. 그중에서도 우울증에 대해서는 약물 치료와 동등한 효과를 기대할 수 있다는 보고가 있으며, 특히 가벼운 우울증이나 치료 초기에 운동을 병행하면 회복이 빨라집니다.

운동은 정신질환을 포함한 다양한 질병을 예방하고 스트레스를 해소하는 효과가 있습니다. 부디 운동하는 습관을 꼭 기르길 바랍니다.

식사

10대는 급격한 성장이 이루어지는 시기이며 활동량도 증가합니다. 그 때문에 뇌나 몸의 재료가 되는 에너지원이기도 한 당질과 단백질이 필요해집니다. 그런데 여성의 경우 마른 연예인을 동경한 나머지 과도한 다이어트를 해서 건강을 해치는 사람이 적지 않습니다. 영양 부족 상태에 빠지면 뇌가 위축되고 생리가 멈추는 등 몸 여기저기에 심각한 영향을 미칩니다.

균형이 잘 잡힌 식사를 세 끼 섭취하는 것이 기본입니다.

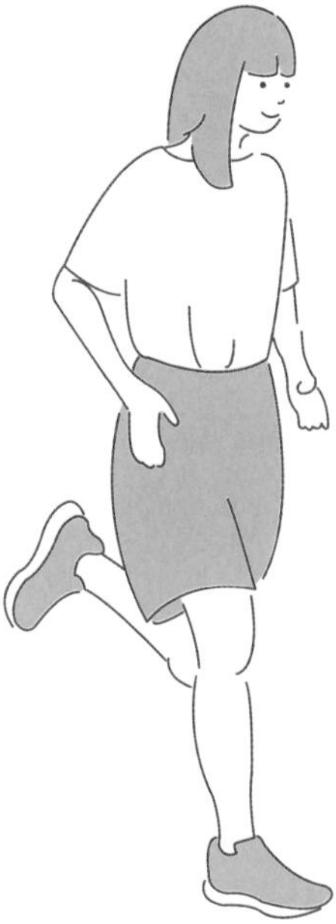

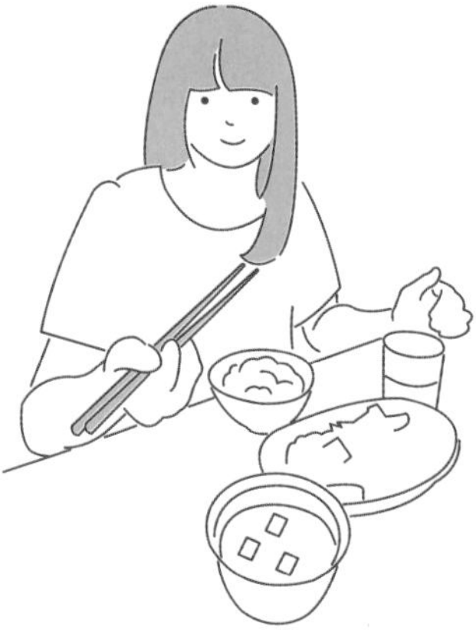

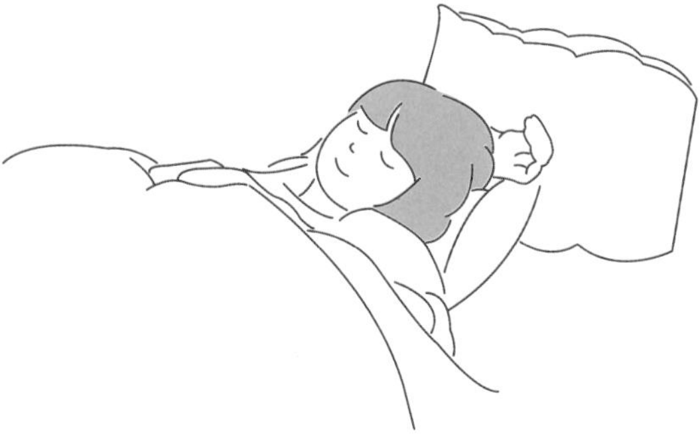

아침식사를 거르는 사람도 많은데 하루 동안 건강하게 활동하려면 제대로 먹어야 합니다.

휴식 및 수면

생활 리듬을 지킬 때 중요한 것이 수면입니다. 하루 종일 움직이느라 지친 몸과 마음을 푹 쉬게 하여 내일의 활동을 향해 재정비하는 작업은 반드시 필요합니다. 숙면은 일상적인 스트레스를 줄이는(스트레스 관리) 기술이기도 합니다.

하지만 사춘기나 청년기 때는 밤늦게까지 공부를 하거나 친구와 연락을 주고받으며 밤을 새우는 일이 잦습니다.

수면의 질을 확보하기 위해서는 밤에 6~8시간으로 연속으로 자고, 주말이나 방학 중에도 생활 리듬을 유지해서 낮과 밤이 바뀌는 일이 없도록 해야 합니다.

스트레스와의 관계

그저 신나게 놀기만 하면 그만이었던 어린 시절과는 달리 10대가 되면 입시 공부를 해야 하고 인간관계도 복잡해지면서 스트레스 받는 일이 늘어납니다. 특히 '집단 괴롭힘'은 피해자에게 아주 큰 스트레스를 주어 정신질환의 발병 원인이 된다는 사실이 많은 연구 결과 밝혀졌습니다.

스트레스가 너무 커져서 허용 범위를 넘어서면 불안이나 불면, 우울 상태 같은 증상이 나타나고, 정신질환으로 발전하는 경우도 드물지 않습니다.

예를 들어 급우들에게 괴롭힘을 당하고 있을 때, 아이는

취약성 스트레스 모델

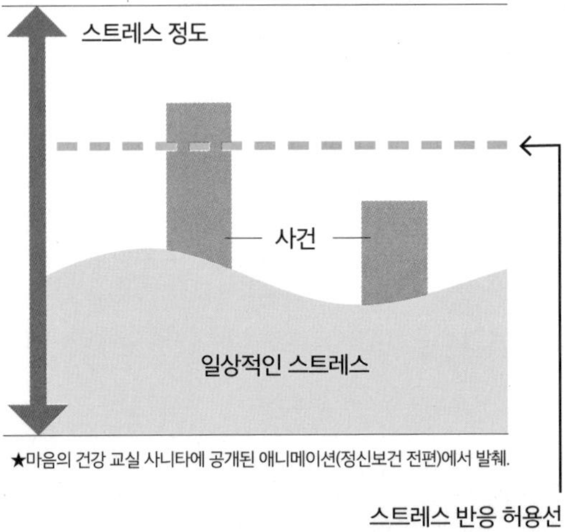

★마음의 건강 교실 사니타에 공개된 애니메이션(정신보건 전편)에서 발췌.

스트레스 반응 허용선을 넘으면 불안, 불면, 우울 등의 증상이 나타나기 시작합니다. 증상이 장기화되어 일상생활에 지장을 주면 전문가의 도움이 필요해질 수 있습니다(정신질환이 의심되는 경우).

사실 힘들어서 가고 싶지 않아도 부모님을 걱정시키고 싶지 않다는 기특한 마음에 등교하기도 합니다. 하지만 그런 상태가 계속되면 마음이 무너지고 맙니다. 아이의 마음이 비명을 지르고 있다면 과감히 전학을 하는 등 아이를 스트레스에서 떼어놓을 필요가 있습니다.

사춘기에 많은 '마음의 병'

우울증·조현병·
불안 장애·섭식 장애

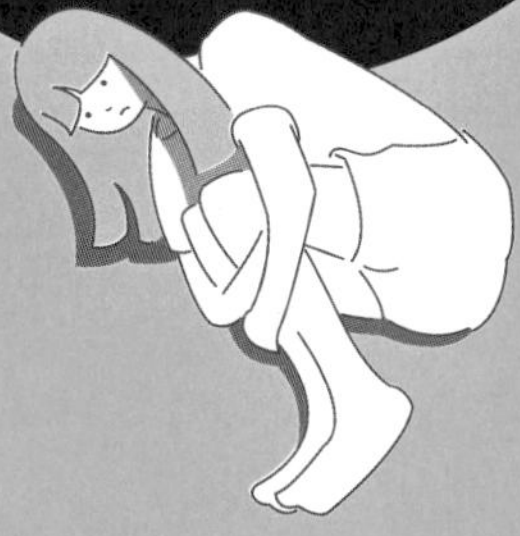

4

질환 ❶

우울증

100명 중 약 6명이 살면서 한 번은 경험한다

어떤 병일까?

우울증은 기분 변화가 일상생활에 지장을 미치는 **기분 장애** 중 하나입니다. 에너지가 부족해지며 뇌가 제대로 기능할 수 없게 됩니다. 하루 종일 침울하여 의욕이 생기지 않고 무엇을 해도 즐겁지 않은 정신 증상뿐 아니라 불면, 식욕 없음, 피로감 같은 신체 증상도 나타납니다.

우울증을 앓는 환자는 아주 많습니다. 일본에서는 100명 중 약 6명이 우울증을 경험한다는 조사 결과*도 있습니다. 또 여성의 발병 비율이 높아 환자 수가 남성보다 2배 가까이 많은 것으로 밝혀졌습니다.

어느 연령층에서든 발병할 수 있으나 특히 20~30대에서 쉽게 발병하여 학교나 직장을 포함한 사회생활에 큰 영향을 미칩니다.

원인

왜 우울증에 걸리는지 완전히 해명된 것은 아닙니다. 하지만 오랜 연구 끝에 많은 사실이 밝혀졌습니다. 우선 마음의 병이면서 동시에 뇌의 병이기도 하다는 것입니다. 뇌에는 많은 신경세포가 있고, 세로토닌·노르아드레날린과 같은 **신경전달물질**이 신경세포 사이를 연결해서 정보를 전달합니다. 우울증에 걸렸거나 우울 상태에 빠졌을 때는 신경전달물질의 기능이 저하됩니다. 타고난 **체질적 문제**에 스트레스와 같은 **환경 요인** 등이 겹치면 이러한 뇌의 기능 저하가 일어나 우울증에 걸리는 것으로 보입니다.

특히 사춘기는 몸과 마음 모두 어린이에서 성인으로 나아가는 대단히 불안정한 시기입니다. 여성다운 몸, 남성다

* 가와카미 노리토 외, 〈제2차 세계정신보건 일본조사〉, 2016.

운 몸으로 성장하는 가운데 호르몬도 크게 변화합니다.

또한 스트레스를 느끼기 쉬운 시기이기도 합니다. 스트레스를 주는 사건은 학교나 가정, 돈과 관련된 일, 근친자와의 사별 및 이별과 같은 상실 경험, 이사나 전학 같은 환경 변화 등 다양합니다. '학생 때는 어른처럼 일 때문에 스트레스 받을 일도 없는데……'라고 생각하기 쉽지만 장래에 대한 막연한 불안, 친구와의 관계, 시험 실패, 동아리 활동에서 오는 갈등, 부모와의 관계, 외모 고민 등 어른 이상으로 스트레스를 느낄 일이 많습니다.

거기에 더해 요즘은 SNS의 보급으로 실질적인 인간관계는 희박해지는 한편 인간관계의 전체 상은 복잡해지고 있습니다. 이런 것도 우울증의 발병을 늘리는 요인일 수 있습니다.

증상

우울증 증상은 눈에 보이지 않는 **정신 증상**과 몸에 나타나는 **신체 증상**으로 크게 나눌 수 있습니다.

우울증 체크리스트

최근 일주일 동안 다음과 같은 증상이 며칠에 걸쳐 나타났다면 주의가 필요합니다. 다만 해당되는 증상이 있다고 해서 반드시 병에 걸렸다고 단정할 수는 없습니다.

- 1 먹고 싶지 않다. 식욕이 떨어졌다.
- 2 가족이나 친구들이 격려해주어도 기분이 나아지지 않는다.
- 3 만사에 집중할 수 없다.
- 4 만사가 귀찮다.
- 5 자꾸 과거의 일에 연연한다.
- 6 어쩐지 무서운 기분이 든다.
- 7 좀처럼 잠들 수 없다.
- 8 외롭고 쓸쓸하다.
- 9 갑자기 울음이 터질 때가 있다.
- 10 모두가 나를 싫어한다는 생각이 든다.

정신 증상

특징적인 정신 증상은 '강한 우울감'(억울 상태)과 '의욕 저하' 입니다.

'기분이 가라앉는다' '의기소침해진다' 등의 우울감은 일상생활 속에서 누구나 경험할 수 있는 흔한 감정입니다. 우울감이 곧 병이라고는 할 수 없습니다. 이러한 우울감에는 대개 그 원인이 되는 사건이나 걱정거리가 있어서 걱정이 해소되거나 기분전환을 하면 증상이 나아집니다. 하지만 우울증에서 오는 우울감은 아주 강해서 원인이 해소된 뒤에도 보름이나 한 달씩 장기간 이어집니다.

한편 의욕(하고자 하는 마음)이 저하되면 어떤 일에도 흥미가 생기지 않으며 무엇을 해도 즐겁지 않고 귀찮다고 느끼게 됩니다.

'강한 불안을 느낀다' '자주 화가 난다' '집중력이 떨어져서 책이나 대화에서 정보를 얻기 힘들다' '나쁜 일만 생각한다' 등의 증상이 나타나기도 해 학업이나 업무를 지속할 수 없습니다. 심한 경우 통학·통근조차 할 수 없어지는 등 일상생활에 다양한 악영향을 미칩니다.

더욱 문제가 되는 것은 자살로 이어질 우려가 있다는 점

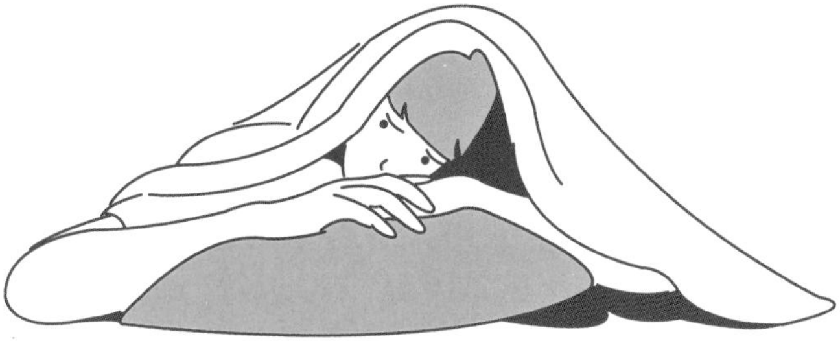

입니다. 자신감을 잃고, 자신의 결점만 눈에 들어오며 죄책감과 '나에게는 아무 가치도 없다'는 생각이 강해집니다. 미래를 비관하고 절망에 빠집니다. 살아가는 것이 고통스러워 죽고 싶어 하고 자살을 시도하는 일도 드물지 않습니다.

신체 증상

잘 나타나는 신체 증상은 '잠들기 어렵다' '너무 일찍 눈이 떠진다', 반대로 '너무 오래 잔다' 등의 수면 장애입니다. 피로감이나 권태감, 목과 어깨의 근육 뭉침, 머리 무거움, 식욕 저하, 과식도 자주 보이는 증상입니다.

마음의 증상에 비해 몸의 불편함은 스스로도 느끼기 쉽

고, 주변 사람에게도 전하기 쉽습니다. 신체 증상이 병원을 찾는 계기를 만들어주는 경우도 많습니다.

진단

꼭 우울증이 아니어도 몸 상태가 나쁘면 기분이 처지거나 수면 장애를 겪을 수 있습니다. 또 감기 같은 다른 병처럼 언제 시작되었는지 발병 시기가 구체적이거나 분명하지 않고, 자기도 모르게 '전과 다른 상태가 되었다'라고 하는 경우가 적지 않습니다.

스스로도 병이라고 생각하지 않아 진찰이 늦어집니다. 증상이 2주 이상 오래 지속된다면 의료기관을 찾길 바랍니다.

학교에 가지 않거나 자기 방에만 틀어박혀 있는 경우 우울증을 앓는 사람인 경우가 적지 않습니다. '게으르다'고 치부하지 말고 가족을 포함한 주변 사람들이 당사자의 이야기를 진지하게 들어본 다음 필요하다면 전문가에게 데려가야 합니다.

우울증은 다른 병과 달리 혈액 검사나 영상 검사 등을 통해 이상을 발견할 수 없습니다. 의사가 자세한 이야기를 듣고 진단을 내립니다.

우울증은 아니지만 우울증과 비슷한 증상을 일으키는 다른 병과 구별할 필요도 있습니다. 정신질환으로는 불안 장애·성격 장애·적응 장애·치매 등이 있고, 정신질환이 아닌 병으로는 갑상선이나 간과 관련된 병을 의심해볼 수 있습니다.

최근에는 우울증이 유행처럼 번져서 우울이나 우울증이라는 단어를 별다른 거부감 없이 쓰는 사람이 늘었습니다. 누구나 걸릴 수 있는 병으로 인정받게 된 것은 긍정적인 변화이지만, 건강한 마음의 움직임을 두고도 우울증이라고 단정 짓거나 우울증 자체를 '별 것 아닌 병'이라고 경시하는 풍조도 생겼습니다.

적절한 치료를 위해서는 정확한 진단이 필수적입니다. 스스로 판단하지 말고, 걱정되는 경우에는 의료기관을 찾길 바랍니다.

치료

마음이 약해서 우울증에 걸린다는 오해가 많지만 근성을 기른다고 낫는 병이 아닙니다. 의사에게 치료를 받아야 합니다.

우울증 치료법은 '심신의 휴식' '항우울제를 기본으로 한 약물 요법' '상담 등 정신 요법' 등 크게 세 가지를 들 수 있습니다.

특히 휴식은 우울증 치료의 기본이라 할 수 있습니다. 주변 사람들이 게으르다고 할까봐 걱정하며 쉬는 것에 거부감을 느끼는 사람도 있지만, 마음과 몸을 모두 충분히 쉬게 했을 때 빠른 회복이 가능해집니다. 집에서 제대로 쉴 수 없다면 입원하는 것도 선택지가 될 수 있습니다.

휴식을 취하며 증상의 정도에 따라 약물 요법과 정신 요법을 병행합니다.

주의할 점

예전에는 우울증을 **마음의 감기**라고도 불렀지만 감기처럼 바로 낫는 병은 아닙니다. 치료를 통해 일단 증상이 나아졌다 해도 지속적으로 호전되는 것이 아니라 제자리걸음도 하고 조금 뒷걸음질하기도 합니다. 이렇게 호전과 악화를 반복하며 천천히 회복해갑니다.

증상이 안정되어 상태가 나아지기 시작하면 빨리 일상으로 돌아가고 싶은 마음에 무리하기 쉽습니다. 하지만 지나

친 노력은 악화로 이어지기도 합니다. 자기 판단으로 복약을 중지하거나 치료를 그만두는 것은 좋지 않습니다.

우울증은 가까운 곳에 존재하는 병입니다. 누구나 걸릴 수 있지만 가족이나 친구 등 주변 사람이 실제로 우울증에 걸리면 어떻게 대처해야 좋을지 모르는 채 혼란에 빠질 수도 있습니다. 적절히 대응하기 위해서는 당사자뿐 아니라 주변 사람들도 우울증을 정확히 이해하는 것이 중요합니다. 의사나 전문가에게 조언을 받으며 따뜻하게 지켜보고 지지해줍시다.

질환 ❷

조현병

10대 후반에서 30대 전반의 청년층에 많이 나타난다

어떤 병일까?

조현병은 뇌가 제대로 기능하지 못해 생각과 감정이 잘 통합되지 않는 병입니다. **환각**이나 **망상** 등의 증상이 특징입니다.

우울증 등 다른 질환보다 덜 알려져 있어 어떤 병인지 전혀 모르는 사람도 적지 않습니다. 걸리는 사람이 별로 없는 병이라고 생각하기 쉽지만 사실은 정신과 병 가운데서도 발병 빈도가 높아 약 120명 중에 1명이 걸립니다.

앞으로 사회에서 활약하고자 하는 10대 후반에서 30대 전반의 젊은 세대가 걸리기 쉽고, 중·고등학교 시기에 해당하는 청소년기에 발병하는 사람도 많습니다.

정신질환 가운데서도 편견과 오해를 가장 많이 사는 병이라는 것도 특징이라 할 수 있습니다. '환각과 망상에 시달린다니 무섭다' '날 공격할지도 모른다' '평생 병원에서 나오지 못한다' '조현병 환자의 아이도 같은 병에 걸린다'처럼 잘못된 정보가 넘치고 있습니다. 조속히 치료하면 충분히 회복할 수 있는 병임에도 이러한 오해와 편견이 병원에 오는 걸음을 막고 있습니다.

원인

조현병의 원인은 정확히 밝혀지지 않았습니다. 생활환경과 스트레스 등 환경 요인, 병에 걸리기 쉬운 체질로 이어지는 유전 요인 등 몇 가지 요인이 겹쳐져 발병한다고 여겨집니다. 그중 어느 하나가 원인이 되어 발병하는 것이 아니라 몇 가지 요인이 서로 겹쳐 뇌 안에서 정보를 전달하는 신경전달물질의 균형이 무너지며 병이 시작됩니다.

가까운 사람이 조현병에 걸리면 '양육법에 문제가 있었던 것 아닐까'라며 자꾸 원인을 찾게 됩니다. 하지만 잘못 키워서, 혹은 본인의 노력 부족으로 병에 걸리는 것이 아닙니다다. 누구나 걸릴 수 있는 병입니다.

증상

양성 증상

대표적인 증상으로 '양성 증상' '음성 증상' '인지기능 장애'를 들 수 있습니다.

양성 증상이란 없어야 하는 것이 나타나는 증상을 말합니다. 양성 증상인 환각과 망상은 조현병의 대표적인 특징입니다.

환각은 실제로는 존재하지 않는 것이 보이거나(환시), 들리는(환청) 증상입니다. 환시보다 환청이 많아서 들릴 리 없는 소리나 음성에 고통 받습니다.

진실이 아닌 것을 진짜라고 확신하는 증상이 망상입니다.

조현병에서 오는 환각이나 망상은 '누가 내 흉을 본다' '음식에 독을 탔다'처럼 누군가 나에게 해를 가하려 한다는 부정적인 것이 많아 당사자는 큰 고통을 겪게 됩니다.

환각이나 망상이라고 하나 경험하는 사람에게는 '실제로 일어나는 일'입니다. 정말로 험담하는 목소리가 들리고, 누가 해치려 한다고 믿기 때문에 공포에 휩싸입니다. 그렇게 두려움에 떨고 있을 때 가족이나 주변 사람이 "무슨 소리가 들린다고 그래?" "그런 일이 있을 리가 있어?"라는 식으로 부정하면 환각이나 망상을 경험하는 당사자는 자신의 기분을 어떻게 처리해야 좋을지 알 수 없어지며 주변과의 신뢰관계도 무너지게 됩니다.

음성 증상

음성 증상은 양성 증상과는 반대로 원래 있던 것이 사라지는 증상입니다. 의욕이 저하되고, 감정 변화가 적어져 표정이 없어집니다. 다른 사람과의 대화나 만남을 꺼리며 홀로 틀어박히는 바람에 사회생활에 지장을 주는 경우도 있습니다.

인지기능 장애

집중력과 기억력 저하, 작업 순서 망각 등 '인지기능 장애'가 나타날 수 있습니다.

일반적으로 불안이나 불면 등 병을 예고하는 증상이 나타나는 '전구기'부터 시작됩니다. 양성 증상이 중심이 되는 '급성기', 양성 증상이 호전되고 음성 증상이 눈에 띄는 '회복기'를 거쳐 기운을 회복하는 '안정기'에 이르게 됩니다.

조현병 증상의 경과

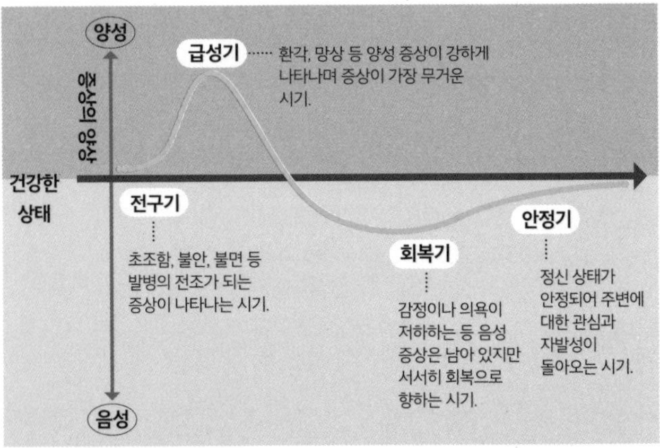

※증상의 경과에는 개인차가 있다.

양성 증상이 나타나는 시기가 짧고 음성 증상이 강한 사람, 음성 증상이 거의 없고 양성 증상만 나타나는 사람, 음성 증상이 오래 이어지는 사람 등 증상의 발현 방식이나 경과는 사람마다 다릅니다. 또 순조롭게 회복하는 사람이 있는 한편 안정기나 회복기에서 재발해 다시 급성기가 시작되는 경우도 있습니다.

환각이나 망상을 호소할 때는 부정하지 말고 "그런 말을 들었다면 힘들겠구나" "무섭겠다"라며 우선 당사자의 기분

조현병 체크리스트

최근 1년 동안 다음에 해당하는 증상이 있었다면 주의가 필요합니다.
다만 해당하는 경우라도 병에 걸렸다고 단정 지을 수는 없습니다.

- 1 설명할 수 없을 만큼 기묘하고 평범하지 않은 일들이 주위에서 일어나고 있다고 느낄 때가 있다.
- 2 내 생각과 감정, 행동을 간섭하거나 지배하는 존재를 느낄 때가 있다.
- 3 미신을 믿고 평소라면 절대 하지 않았을 행동을 한 경험이 있다.
- 4 경험하고 느낀 것이 현실인지, 공상이나 꿈의 일부인지 구별할 수 없어 혼란에 빠진 적이 간혹 있다.
- 5 타인이 나의 마음을 읽을 수 있고, 반대로 내가 타인의 마음을 읽을 수도 있다고 생각한다.
- 6 누군가 나에게 해를 입히려고 계획하고 있으며, 실제로 해를 입을 수도 있다고 느낄 때가 있다.
- 7 근처에 아무도 없는데 누군가가 내는 희미한 소리, 혹은 명확한 소리를 들을 때가 있다. 혹은 누가 중얼거리거나 떠드는 것을 들은 적이 있다.
- 8 내 생각을 마치 귀로 들은 것처럼 느낄 때가 있다.

을 있는 그대로 받아들입시다.

음성 증상이 강한 시기에는 당사자 역시 '열심히 하고 싶은데 할 수 없다'는 어려움을 겪습니다. 주변 사람들이 병 때문에 나타나는 증상을 올바르게 이해하고 환자의 입장에 서서 받아들이는 것이 중요합니다.

치료

치료는 **약물 요법**과 상담이나 재활을 포함한 **심리사회적 요법**을 두 축으로 하여 이루어집니다. 증상과 경과에 맞추어 치료의 비중을 바꾸며 병행합니다.

환각이나 망상 등 양성 증상이 심해지는 '급성기'에는 약물 요법에 중점을 둡니다. 주로 쓰이는 것이 **항정신병 약물**입니다. 환각이나 망상은 약으로 억제할 수 있습니다. 괴롭고 위험한 상태에서 빨리 벗어나기 위해서라도 되도록 이른 시기에 치료를 시작해야 합니다.

성공적인 치료를 위해서는 **휴식**도 빼놓을 수 없습니다. 하지만 환각이나 망상으로 피폐해지고, 소리나 빛 같은 자극에 민감해져서 충분한 수면을 취하지 못하는 경우가 많습니다. 병세가 무거워지는 시기에 불면과 과로로 무리를 하게 되면 증상이 악화되어 치료가 어려워집니다. 필요에 따라 수면제나 항불안제를 사용하며 조용한 환경에서 느긋하게 쉬는 것이 중요합니다.

적절한 치료를 받으면 급성기의 극심한 증상은 수 주일에서 2~3개월 사이에 호전됩니다. 다시 악화되는 일을 막기 위해 필요에 따라 투약을 지속합니다.

한편 심리사회적 요법을 통해서는 병을 이해하고 증상을 조절하는 법을 배우며 질병과 함께 살아가는 지혜를 배웁니다. 약이 왜 필요한지 이해한다면 자기 판단으로 약을 끊는 사태는 피할 수 있을 것입니다. 잠이 오지 않는다, 초조하다, 식욕이 없다 등 사람마다 재발 전조 증상이 다릅니다. 자신의 재발 징후를 파악하고 대처하는 방법을 알아두면 조기에 알아차리고 악화를 막을 가능성도 높아집니다.

주의할 점

조현병은 재발하기 쉽고 치료에도 많은 시간이 필요한 어려운 병입니다. 하지만 효과가 좋은 약이 개발되는 등 치료법도 진보하고 있어 충분히 회복할 수 있는 병이기도 합니다. 물론 증상이 완전히 사라지지 않거나 생활에 어려움을 느낄

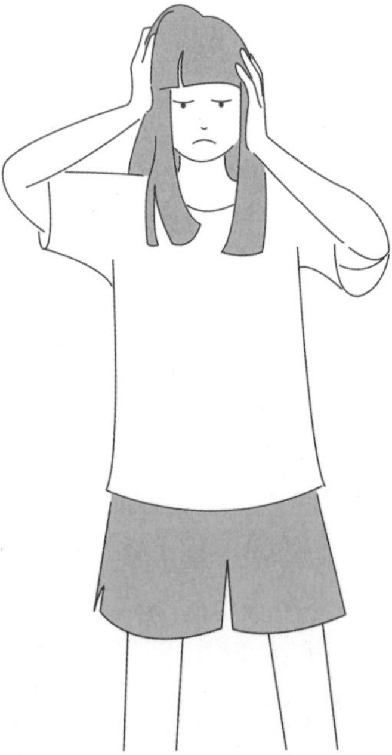

오랫동안 함께 지내야 할 수도 있는
병이니만큼 주변의 이해와 지지가
반드시 필요하다.

수도 있지만, 고혈압이나 당뇨병 같은 만성 질환과 마찬가지로 약으로 증상을 제어하고 환자를 지원하는 각종 제도와 프로그램을 활용하여 병에 유연히 대처할 수 있습니다.

조현병을 완전히 고칠 수 없다 하여도 자신의 꿈과 희망을 소중히 여기며 장점과 능력을 개발하고 나다운 삶을 찾아가는 자기 나름의 회복(재활)을 목표로 합시다.

오랫동안 함께 지내야 할 수도 있는 병이니만큼 주변의 이해와 지지도 반드시 필요합니다. 병으로 인해 나타나는 증상을 올바르게 이해하고 환자의 입장에 서서 대응하는 것이 중요합니다.

또 조현병은 뇌 손상이 적은 조기에 치료를 시작하면 좋은 성과를 기대할 수 있습니다. 명백한 환각과 망상이 나타나기 전, 가벼운 환각이나 망상, 불면, 불안, 두통, 의욕 저하와 같은 이상 증상이 나타나는 '전구기'가 있는데 이 시기에 적절한 치료를 받으면 발병을 늦추거나 중증화를 막을 수 있습니다. 전구기의 증상은 대체로 가볍습니다. 나중에 뒤돌아보고 깨닫는 경우가 많지만, 이 시기를 놓치지 말고 치료하는 것이 중요합니다.

질환 ❸

불안증

사회불안 장애, 범불안 장애, 공황 장애 등 여러 종류가 있다

어떤 병일까?

불안은 불쾌한 감정이지만 불안을 느끼는 덕분에 문제를 피하거나 몸을 지키기 위한 행동을 취할 수도 있습니다. 불안은 우리 삶에 없어서는 안 되는 감정입니다. 중요한 시험 전에 긴장하고, 걱정거리가 있을 때 불안을 느끼는 것은 지극히 당연한 반응입니다.

하지만 불안이 정상 범위를 넘어서 지나치게 강해진 상태가 오랫동안 이어지면 평범한 생활이 불가능해집니다. 불안 장애라고 불리는 병에는 치료가 필요할 때가 있습니다.

불안 장애는 불안을 느끼는 대상과 증상에 따라 몇 가지 종류로 나눌 수 있습니다. 그중에서도 널리 알려진 것이 고소 공포증이나 폐소 공포증, 벌레 공포증처럼 특정한 대상이나 환경을 두려워하는 '특정 공포증'입니다. 미취학 어린이가 부모와 떨어지는 상황을 극단적으로 두려워하는 '분리 불안 장애' 역시 불안 장애 중 하나입니다. '공황 장애'를 앓고 있음을 밝히는 유명인도 많고 '사회불안 장애' '범불안 장애'와 같은 불안 장애도 있습니다.

불안 장애를 앓는 환자는 대단히 많습니다. 일본에서 불안 장애를 앓는 것으로 추정되는 환자 수는 우울증이나 우울 상태에 있는 환자를 웃돈다는 조사 결과도 있습니다.

원인

불안 장애의 원인은 명확히 밝혀지지 않았지만 **불안에 대한 높은 감수성** 등 타고난 체질에 스트레스 같은 환경적 요인이 더해지며 병적인 불안으로 발전한다고 생각되고 있습니다. 특히 10~20대 등 젊은 세대는 몸과 마음이 불안정하고 SNS를 통한 비판과 괴롭힘, 입시, 이성 관계나 교우 관계에서 오는 갈등 등 불안 요소를 다수 안고 있습니다. 사람들 앞에서

창피를 당하는 실패 경험이 발병 계기가 되기도 합니다.

증상

대표적인 불안 장애인 사회불안 장애, 범불안 장애, 공황 장애의 증상을 살펴보겠습니다.

사회불안 장애

사회불안 장애는 **타인과 관계를 맺는 상황**에서 강한 불안을 느낍니다. 대인공포증이나 울렁증, 무대공포증이라 불리는 증상들도 포함됩니다. 사람들 앞에서 발표하거나 나이 많은 상대나 처음 만나는 사람과 대화할 때는 누구든 어느 정도 긴장하기 마련입니다. 하지만 사회불안 장애가 있는 사람이 느끼는 불안은 공포에 가까울 정도로 커서 발한, 떨림, 홍조, 구토감을 동반하는 경우도 있습니다.

이런 경험을 하면 다시 수치심을 느끼는 것이 무서워서 타인과의 접촉을 피하게 됩니다. 학교나 회사에 갈 수 없게 되고, 등교 거부나 외출 거부로 발전하는 경우도 적지 않습니다.

사회불안 장애는 사춘기에 발병하기 쉬운 병입니다. 사

람들 앞에서 제대로 말을 못해서 부끄러웠던 경험 등 사춘기에 흔히 있는 **불쾌한 사건**이 계기가 되어 발병하는 경우도 많습니다.

범불안 장애

30대 이후 발병하는 경우가 많고, 여성이 남성보다 2~3배 더 걸리기 쉽다고 알려져 있습니다. 병명이 의미하듯 불안을 느끼는 대상이 하나가 아닙니다. 모든 일이 불안하게 느껴집니다. '병에 걸렸을지도 모른다' '남편이 회사에서 쫓겨나는 것 아닐까' '나와 가족이 사고를 당하면 어쩌지?' 등 걷잡을 수 없는 불안이 끊임없이 머릿속에 떠올라서 회사일이나 집안일이 손에 잡히지 않고 일상에 지장을 줍니다.

불안으로 근육이 계속 긴장하는 탓에 두통, 어깨 결림, 불면 등의 증상이 나타납니다. 이러한 신체 증상 때문에 병원을 찾았다가 불안 장애를 발견하는 경우도 있습니다.

공황 장애

여성이 걸리기 쉬우며 여성의 호발 연령은 20대 후반에서 30대 전반입니다. 남성은 20대 전반에서 발병하는 경우가

사회불안 장애 체크리스트

지난 1개월 동안 아래와 같은 경험이 있는 경우는 주의가 필요합니다. 다만 해당되는 경험이 있다고 해서 반드시 병에 걸렸다고 단정할 수는 없습니다.

다음과 같은 상황에서 공포감을 느끼고 그 상황을 피한 적이 있다.

- 1 많은 사람 앞에서 이야기한다.
- 2 모르는 사람에게 말을 건다.
- 3 타인의 시선이 나에게로 집중된다.
- 4 사람들 앞에서 글자를 쓰고 그림을 그리거나 연주한다.
- 5 전화를 받는다.

다른 사람들과 실제로 교류하거나 그런 상황을 떠올렸을 때 다음과 같은 증상을 경험한 적이 있다.

- 1 얼굴이 붉어지거나 파랗게 질린다.
- 2 심한 두근거림, 떨림(팔다리, 전신, 목소리), 발한.
- 3 구토감, 호흡 곤란, 복부 불쾌감.
- 4 얼굴이 하얗게 질린다, 현기증이 난다.

많습니다.

공황 장애는 아무런 전조도 없이 갑자기 찾아오는 공황 발작에서 시작됩니다. 두근거림과 호흡 곤란, 발한, 구토감, 현기증 등 격렬한 신체 증상을 동반하는 발작 때문에 당사자는 '이대로 죽을지도 모른다'고 느낄 만큼 공포에 휩싸입니다.

발작은 수 분 내에 최고치에 달한 뒤 자연히 잦아들지만 반복해서 찾아오는 것이 특징입니다. 만성화되면 '또 발작이 올지도 모른다'는 불안(예기 불안) 때문에 발작이 올 것 같은 상황이나 장소 자체를 피하게 됩니다.

더욱 진행되면 전철 등 폐쇄된 공간이나 사람이 많은 장소를 겁내는 '광장 공포증'이 나타나 외출을 할 수 없게 되거나 등교를 거부하고 집안에 틀어박히는 경우도 적지 않습니다.

항우울제 등 약물 요법으로 효과를 기대할 수 있습니다.

치료

불안 장애의 대표적인 치료법으로는 **약물 요법**과 '인지행동 요법'이나 '모리타 요법' 같은 **정신 요법**이 있으며 모두 효과

사회불안 장애 악순환의 메커니즘

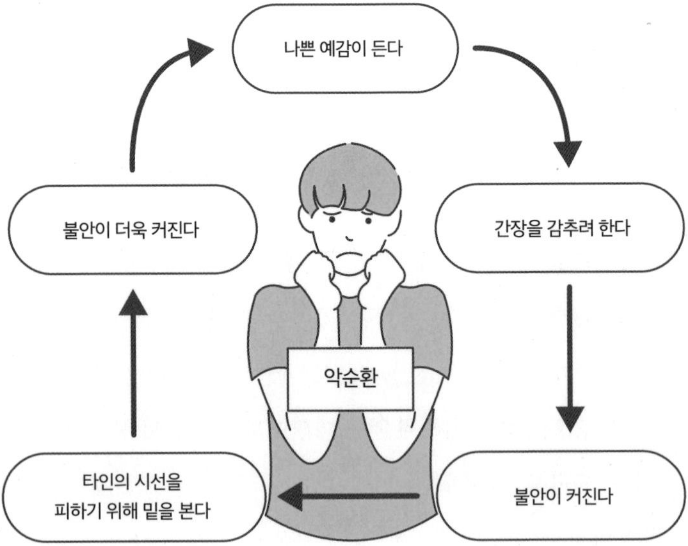

대인관계를 기피하기 시작하면 사람과 관계를 맺을 때 느끼는 긴장과 불안이 더욱 커진다.

를 기대할 수 있습니다.

약물 요법에서는 주로 항우울제인 'SSRI'(선택적 세로토닌 재흡수 억제제)를 사용해 불안이 생기지 않게 합니다. SSRI는 18개월 이상 투약해야 하지만 1일 1회 복용하면 되는 약이 많아 사용하기가 편합니다.

SSRI는 효과가 나타날 때까지 2~4주 정도 걸리기 때문에 아주 강한 불안에 시달리거나 매일같이 공황 발작이 일어나는 경우라면 즉효성이 있는 **항불안제**를 사용하며 치료를 진행합니다.

SSRI를 18~24개월 정도 지속적으로 복용하면 편도체의 활동이 정상화되어 SSRI 투약을 중지하게 되는 경우도 많습니다. 2~3년 재발하지 않으면 환자도 자신감이 생겨서 약 없이 생활할 수 있게 되기도 합니다.

한편 인지행동 요법은 약을 사용하지 않고 상담자와의 대화 등을 통해 마음(뇌)을 치료하는 정신 요법 중 하나입니다. 인지행동 요법에서는 불안 장애를 가지고 있는 사람 특유의 '불안을 만들어내는 사고방식'(인지)이나 '편향된 행동 패턴'을 스스로 깨닫게 한 다음 단계를 밟아 균형 잡힌 상태로 수정해갑니다. 약물 요법과 거의 비슷한 효과가 있고, 특히 사회불안 장애에 대해서는 약물 요법 이상으로 효과가 있음이 밝혀졌습니다. 부작용 때문에 약물 요법을 실시하기 어려운 어린이나 임부에게 맞는 치료법이라 할 수 있습니다.

모리타 요법은 정신과 의사인 모리타 마사타케가 고안한 치료법입니다. 불안 해소만을 추구하는 것이 아니라 불안은 **있는 그대로** 둔 채 눈앞에 있는 정말로 중요한 일에 정신을 집중시켜서 나답게 살아갈 수 있는 방식을 모색합니다.

주의할 점

불안 장애 중 공황 장애는 발작이 오기 때문에 알아차리기 쉬우며 대부분 머뭇거리지 않고 의료기관을 찾습니다. 하지만 사회불안 장애나 범불안 장애의 경우에는 '내성적이니까' '걱정이 많아서' 등 성격 문제로 치부하는 바람에 진찰이 늦어집니다.

등교를 거부하거나 은둔형 외톨이가 되는 사람들 중에는 불안 장애 때문에 밖으로 나갈 수 없게 된 경우도 적지 않습니다. 하지만 우울증이나 조현병 등 불안 장애가 아닌 다른 정신질환일 가능성도 있습니다. 그 상태로 방치하지 말고 치료를 받게 하는 것이 중요합니다.

또 불안 장애는 다른 불안 장애나 우울증과 함께 나타나는 비율이 높습니다. 다른 병으로 발전하는 것을 막기 위해서라도 불안 장애가 나타났을 때 바로 치료를 시작할 필요가 있습니다.

질환 ④

섭식 장애

10대 중반에서 20대까지 젊은 세대에 많으며 환자의 90퍼센트 이상이 여성이다

어떤 병일까?

섭식 장애는 식사의 양이나 섭취 방법 등 식사에 관련된 행동 이상이 이어져서 몸과 마음에 영향을 미치는 병의 총칭입니다. 대표적인 섭식 장애로는 충분히 음식을 먹지 않는 '신경성 식욕부진증'이 있습니다. 예전에는 거식증으로 불렸습니다. 그밖에도 스스로는 식욕과 식사량을 조절할 수 없어 극단적으로 많이 먹는 '폭식 장애', 이미 먹은 대량의 음식을 의도적으로 토해내는 '신경성 대식증' 등 다양한 종류가 있습니다. 발병 배경에는 체중과 체형에 대한 극단적인 집착과 체중 증가에 대한 극도의 공포심, 음식에 대한 정신적인 의존 등이 있습니다.

일본에서 섭식 장애로 통원하는 환자 수는 연간 약 21만 명이라고 보고되고 있습니다. 한 번도 치료를 받은 적 없는 사람이나 치료를 중단한 사람도 많습니다. 10대 중반에서 20대에 걸친 젊은 세대에서 발병하기 쉬우며, 환자의 90퍼센트 이상이 여성입니다.

섭식 장애는 몸의 성장과 정신의 발달을 저해할 뿐 아니라 일상생활, 학업이나 일 등 사회생활, 가족 관계나 교우 관계 등 다양한 방면에 심각한 영향을 미칩니다. 체중 감소와 영양 부족으로 생리가 멈추거나 키가 자라지 못합니다. 뼈의 칼슘 양이 줄어들어 쉽게 골절되기도 하고, 구토를 반복하면서 역류한 위산 때문에 충치가 생기는 등 합병증도 발생합니다. 영양 부족으로 키의 성장이 멈추거나 신체 기능을 유지할 수 없게 되기도 합니다. 구토와 설사약의 남용으로 나트륨이나 칼륨 같은 체내의 전해질 균형이 무너져 생명이 위험해질 수도 있습니다. CT로 뇌를 촬영하면 대뇌 위축이 보이는 경우도 있습니다.

섭식 장애의 징후를 알아차렸다면 우선 보건 선생님이

나 상담 선생님처럼 신뢰할 수 있는 전문가에게 고민을 털어놓아야 합니다.

자해 행위나 절도 등 문제 행동을 동반하는 경우도 적지 않습니다. 환자의 불안이 먹는 행위로 드러나는 병이기 때문에 치료할 때는 심리 상담이 필수적입니다.

원인

많은 연구가 진행 중이지만 섭식 장애가 발병하는 확실한 원인에 대해서는 아직 충분히 밝혀지지 않았습니다. 원인은 하나만이 아닙니다. 타고난 성격, 태어나고 자란 환경, 스트레스 등 여러 원인이 복잡하게 얽힌 결과 발병한다고 여겨집니다.

발병 배경에는 '마르고 가는 몸이 가장 아름답다'라는 삐뚤어진 미의식과 마른 몸을 과도하게 장려하는 사회 풍조가 있습니다. 살을 빼려고 다이어트를 시작한 것이 계기가 되어 발병하는 사례도 드물지 않습니다.

또 운동선수가 기록을 갱신하기 위해 감량이나 거식을 하던 중 심각한 저체중 상태에 빠지는 경우도 있습니다.

섭식 장애 체크리스트

다음 항목이 빈번히 해당된다면 주의가 필요합니다.

다만 해당한다고 해서 반드시 병이라고 단정 지을 수는 없습니다.

1 살찌는 것이 무섭다.

2 멈출 수 없다는 생각이 들 정도로 쉴 새 없이 음식을 먹을 때가 있다.

3 탄수화물이 많이 함유된 음식(빵, 밥, 면류 등)은 먹지 않도록 주의하고 있다.

4 다른 사람들은 내가 더 음식을 많이 먹길 바라는 것 같다.

5 먹은 다음 토한다.

6 먹은 다음 심각한 죄책감을 느낀다.

7 살을 더 빼고 싶다는 생각이 머리에 가득하다.

8 먹는 것에 생활이 좌지우지된다는 느낌이 든다.

9 단 것을 먹은 다음 마음이 불편하다.

10 다이어트 중이다.

증상

섭식 장애는 질환별로 다양한 식습관 이상과 증상이 나타납니다. 초등학교에서 중학교 사이에 발병하는 것은 대부분 신경성 식욕부진증이지만 유아기나 초등학교 저학년 시기에는 '회피적·제한적 음식 섭취 장애'에도 주의해야 합니다. 고등학교에서 대학교에 걸쳐서는 신경성 식욕부진증이 더욱 증가하는 가운데 신경성 대식증도 함께 증가해 높은 비율을 차지하게 됩니다.

신경성 식욕부진증

섭취 칼로리를 극단적으로 제한해서 체중을 줄입니다. 처음에는 식사 제한과 운동으로 살을 빼지만 약 절반의 환자가 도중부터 과식과 구토, 설사제를 남용하기 시작합니다. 살찌는 것에 대한 공포심이 강해서 지나친 체중 저하로 건강이 위험한 상태인데도 '아직 뚱뚱하다'는 왜곡된 신체 이미지를 가지고 더욱 스스로를 규제합니다.

신경성 대식증

신경성 식욕부진증과 마찬가지로 살을 빼고 싶은 욕망과 비

만에 대한 공포가 강해서 체중과 체형이 자기 평가에 강한 영향을 미친다는 특징이 있습니다. 신경성 대식증의 경우에는 '스스로 식욕을 조절하지 못해 다량의 음식을 먹는다'는 행동을 반복합니다. 한꺼번에 많은 음식을 먹은 후 체중이 늘지 않게 먹은 것을 토하거나 설사제를 남용하는 등 보상 행동을 하는 것이 특징입니다.

폭식 장애

신경성 대식증과 마찬가지로 폭식을 반복하지만 토하거나 설사제를 쓰지는 않습니다. 그 때문에 이 증상을 보이는 사람은 과체중인 경우가 많습니다.

회피적·제한적 음식 섭취 장애

왜곡된 신체 이미지는 없습니다. 음식의 겉보기나 냄새, 맛 등에 민감하거나 혹은 전혀 무관심할 수 있고, 음식을 먹다가 질식하거나 구토하는 것이 두렵다는 이유로 식사를 거부합니다.

치료

섭식 장애는 단순히 체중과 식사, 영양의 문제가 아닙니다. 몸뿐만 아니라 마음도 케어하는 치료가 필요합니다. 치료의 첫걸음은 몸과 마음이 어떤 상태인지 판단하는 것입니다. 일반적으로 문진을 통해 어떤 증상이 언제부터 나타나서 어떤 식으로 변했는지 경과를 묻습니다. 발병의 계기가 무엇이며 체중의 변화가 있는지, 어째서 살을 빼고 싶으며 자신의 체중이나 체형을 어떻게 생각하는지 확인합니다. 어린 시절 이야기나 일상생활 속의 모습이 참고가 되기도 합니다.

건강 진찰이나 혈액 검사 등을 통해 신체 상태도 파악합니다.

치료는 영양 요법과 심리 교육, 정신 요법이 중심입니다. 각 환자의 증상이나 증상의 경중, 다른 증상의 유무, 배경 등을 알아보고 그에 맞추어 치료를 선택합니다.

영양 요법의 목적은 영양 상태를 개선하고 적절한 체중으로 되돌리는 것입니다. 영양사의 식사 제안을 따르고, 필요하다면 보조적인 영양 보충도 실시합니다.

심리 교육에서는 병에 관한 올바른 지식을 배웁니다. 섭

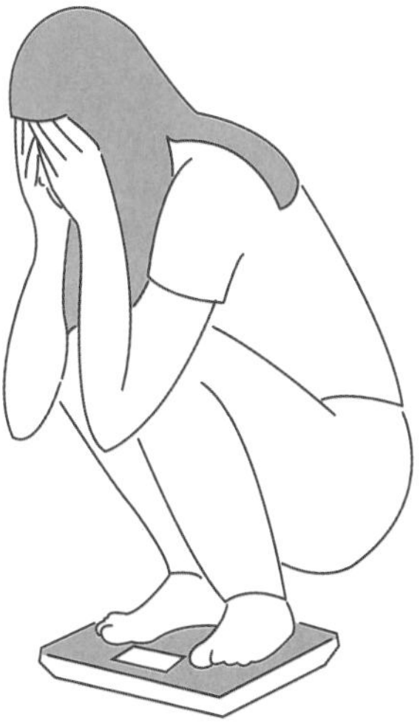

식 장애 환자 특유의 사고방식과 식습관을 다시 확인하고, 거식이나 과식 같은 수단에 의지하지 않고도 쾌적하게 살아가기 위한 마음가짐을 익힙니다.

정신 치료는 전문가 상담이 중심입니다. 더욱 전문적인

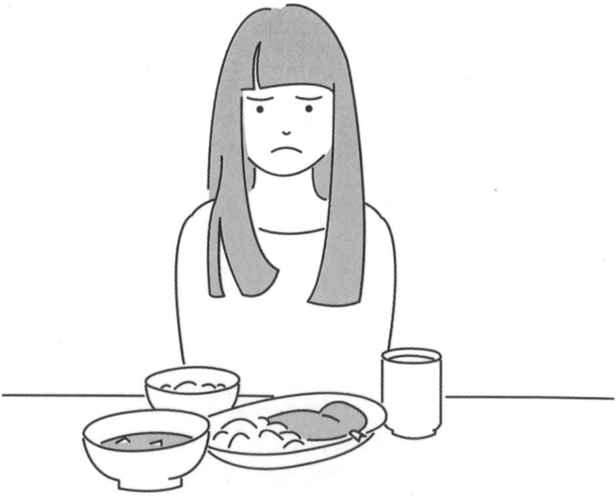

정신 요법 중에는 섭식 장애에 특화된 인지행동 요법을 실시하는 경우도 있습니다.

보조적으로 항우울제나 항불안제와 같은 약물 요법을 실시하기도 합니다.

일반적으로 통원 치료를 하지만 체중 저하가 심각하거나 합병증이 있는 경우, 식사를 전혀 할 수 없는 경우, 외래 치료로는 체중 회복이 어려운 경우, 정신적으로 불안정한 경우는 입원해서 치료하기도 합니다.

가족이 섭식 장애를 이해하고 협력해야 치료가 수월하기 때문에 가족에게도 병에 대해 설명하고 적절한 조언과 지원을 제공합니다.

주의할 점

섭식 장애 대부분은 다이어트를 계기로 발병합니다. 체중 감량에 성공하면 일시적으로 성취감과 보람을 느낄 수 있으니 더욱 극단적인 식사 제한과 잘못된 식사에 빠지는 악순환이 시작됩니다. 그 결과 심각한 영양 결핍에 빠져 누가 보아도 위험한 상태가 되지만, 여전히 뚱뚱하니까 살을 더 빼야 한다는 생각에 사로잡혀 있는 경우가 많습니다.

무리한 다이어트의 반동으로 폭식하기도 합니다. 거식과 폭식을 반복해서 병이 장기화되는 경우도 적지 않습니다.

섭식 장애를 치료할 때는 가족이나 주변의 이해와 도움을 빼놓을 수 없습니다. 환자의 이야기를 잘 듣고 감정을 인정한 다음 걱정하고 있음을 알리고 함께 좋은 방법을 찾아가는 것이 중요합니다.

하지만 심각한 영양 결핍 상태에 빠져 있다면 본인이 거부해도 병원에서 진찰을 받아야 합니다.

인내심을 가지고 환자의 입장을 이해하며 함께 치료에 임하는 것이 환자에게 가장 큰 지지가 될 것입니다.

그 외의 질환

의존증

특정 물건이나 행위에 의존해서 그만하고 싶어도 그만할 수 없게 된 상태를 **의존증**이라고 합니다. 의존 대상은 다양합니다. 잘 알려진 것으로는 알코올 의존증, 약물 의존증, 도박 의존증이 있습니다.

10대나 20대도 의존증과 무관하다고 할 수 없습니다. 인터넷 의존증(스마트폰 의존증), 게임 의존증에 빠지는 사람이 늘고 있습니다. 젊은 나이에 알코올 의존증에 걸리거나 사소한 계기로 각성제나 대마에 손을 대서 약물 의존증에 빠지는 사람도 있습니다.

어쩌다 보니 인터넷이나 게임을 하는 시간이 길어지는

경우는 자주 있습니다. 그렇다면 어느 시점부터 의존증이 되는 걸까요?

의존증은 무언가를 반복하는 사이 뇌의 회로가 기능부전에 빠져 자신의 의지로는 그만둘 수 없게 되는 증상입니다.

단순히 그만둘 수 없게 되는 것뿐 아니라 '생활 리듬이 흐트러진다' '건강을 해친다' '가족과 다툼이 늘어난다'처럼 일상생활에 지장을 주는 것도 의존증의 특징입니다.

의존증은 자기 의지로 행동을 제어할 수 없게 되는 병이기 때문에 빠져나오기 위해서는 가족이나 병을 경험한 적 있는 친구 등 주변의 도움이 반드시 필요합니다. 하지만 의존증에 대해 올바른 지식을 가지고 있는 사람은 많지 않습니다. 특히 가족은 '우리 가족이 의존증에 걸리다니 부끄럽다' '남들에게 알리고 싶지 않다'라고 생각해 아무에게도 털어놓지 못한 채 문제를 끌어안고 있는 경우가 많습니다.

의존증은 환자 본인만의 문제가 아니라 가족 모두를 건전한 생활에서 점점 멀어지게 하는 원인이 됩니다.

의존증에 걸리면 빠져나올 수 없다고 생각하는 사람이 많지만, 사실 가능한 한 이른 단계에서 적절한 치료를 시작하면 충분히 회복될 수 있습니다. 의존 대상에게 의지하지

의존증의 종류

대상이 물질인
의존증

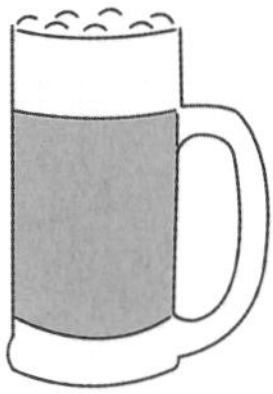

- ✦ 알코올
- ✦ 담배(니코틴)
- ✦ 약물(처방약, 시판 약)
- ✦ 각성제, 위험 약물
- ✦ 에너지 드링크(카페인)

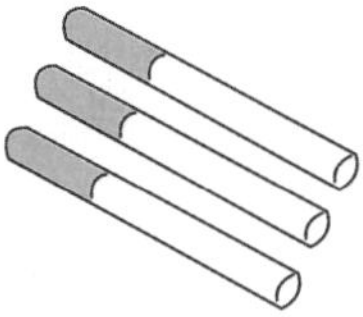

대상이 행위인
의존증(기벽)

- ✦ 도박
- ✦ 쇼핑
- ✦ 인터넷
- ✦ 절도
- ✦ 게임
- ✦ 자해 행위
- ✦ 스마트폰

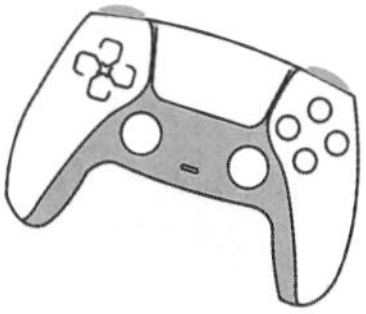

않고 살아갈 수 있지요.

본인이든 주변 사람이든 의존 경향을 알아차렸다면 되도록 빨리 의료기관이나 전문 상담기관을 찾아 이야기합시다.

의존증은 누구나 걸릴 수 있는 병입니다. 근성이 없고 의지가 약해서 걸리는 것이 아닙니다. 주변 사람들은 의존증에 대해 공부해서 오해나 편견을 버리고 올바른 대응법, 즉 적절하게 도움을 줄 방법을 익힙시다.

본인이나 가족 모두 고립되어서는 안 됩니다. 의료기관이나 행정기관, 같은 병으로 고민하는 환자 가족 모임, 지역 사람들 등 많은 사람의 도움을 받으며 회복을 위해 노력합시다.

우리가
할 수 있는 일은?

Q&A

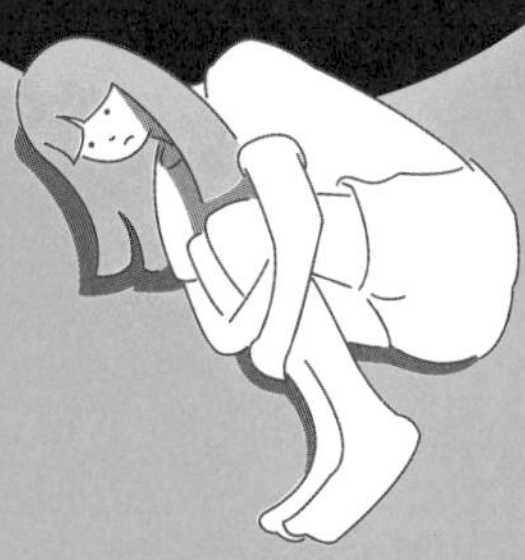

5

당사자의 질문

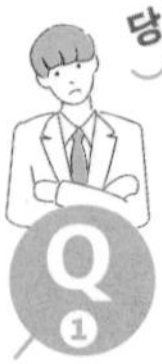

'내 상태가 좀 이상한 것 같다' '정신질환에 걸린 게 아닐까?'라고 느꼈을 때 어떻게 해야 할까요?

답변 정신질환은 되도록 빨리 발견해서 치료해야 합니다. 한편 아주 초기의 증상은 '나른하다' '잠이 안 온다' '기분이 가라앉는다' 등 병이 아니어도 평소 가끔 경험하는 것일 때가 많아서 모두 내 이야기 같은 느낌이 들기도 합니다.

이런 증상이 있다고 바로 정신질환으로 확정되는 것은 아닙니다. 너무 걱정하지 말고 우선 나의 몸과 마음이 원래 어떤 상태였는지 냉정하게 되돌아보는 것이 중요합니다.

이때 도움이 되는 기준은 '그 증상이 지속되고 있는가'입니다. 예를 들어 우울증 증상으로 '의기소침'을 들 수 있습니다. 시험을 못 보거나 실연을 하는 등 충격적인 사건이 있을 때 의기소침해지는 것은 이상한 일이 아닙니다. 며칠 지나면 원래대로 돌아가니 걱정하지 않아도 됩니다. 하지만 명확한 원인(심인)이 없는데도 거의 매일 2주 이상 증상이 이어지는 경우에는 병을 의심해볼 수 있습니다.

자신의 몸과 마음의 상태를 잘 관찰한 다음 불안이나 이상한 조짐이 이어지는 것 같을 때는 평소 다니던 병원의 선생님이나 학교의 보건 선생님과 상담 선생님, 보건·체육 선생님 등 정신질환에 대한 전문지식을 가지고 있는 어른에게 이야기하는 것도 방법입니다. 아니면 부모님이나 친구 등 다른 사람에게 털어놓아보세요.

중고생이라면 친구나 SNS에서 알게 된 사람이 '말하기 쉬운 상대'가 될 수 있습니다.

한편 건강 문제는 전문성이 요구되는 일입니다. 우선 친구에게 이야기해 마음을 가볍게 한 다음 가능하면 전문가와도 만나는 것이 좋습니다. 꼭 의료기관이 아니더라도 요즘에는 마음의 문제를 다루는 공공 상담센터나 자살예방 상담 창구도 있으니까 그런 지원 프로그램을 다양하게 활용해보세요. 유감스럽지만 신뢰할 수 없는 기관도 있으므로 여러 곳에서 상담을 받아보는 것을 추천합니다.

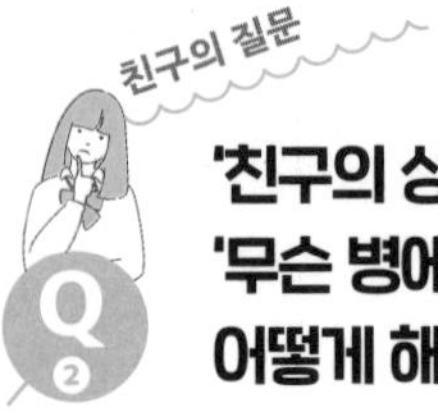

'친구의 상태가 이상하다' '무슨 병에 걸린 걸까?'라고 느꼈을 때 어떻게 해야 할까요?

답변 우선 친구의 말을 잘 들어주세요. 두 귀를 활짝 열고 듣는 거예요. 안심하고 말할 수 있는 분위기를 조성하고, 어떤 문제로 힘이 들고 무엇이 고통스러운지 귀를 기울이세요. 다만 그것이 마음의 병인지 판단하기는 쉽지 않습니다. "평소에 다니던 병원에 한번 가보면 어떨까?" "보건 선생님에게 물어볼래?"처럼 전문가에게 상담을 받도록 권하는 것도 좋습니다.

"너무 힘들면 부모님한테 살짝 이야기해보는 게 어때?"라고 말해보는 것도 좋을 거예요. 당사자라면 절대로 부모님에게 말하지 않을 거라고 생각할 수도 있지만, 제3자의 입장에서는 한 걸음 물러서서 '이건 부모님께 말해야 해'라고 냉정하게 판단할 수 있습니다. 친구를 생각했을 때 좋은 방법이라고 느껴졌다면 망설이는 친구의 등을 밀어주세요. 그러면 친구도 '이런 문제는 가족에게 이야기해도 되는구나'라고 느끼고 행동에 나설 수 있을 거예요.

친구의 질문

친구가 정신질환에 걸렸습니다. 어떻게 대하면 좋을까요? 친구를 위해 무엇을 할 수 있을까요?

답변 우선 병을 두고 차별적인 발언을 하거나 괴롭혀서는 절대 안 된다는 것이 기본입니다. 어떻게 대하면 좋을지는 친구의 성격이나 병의 종류, 증상에 따라 달라지므로 일괄적으로 말하기 어렵지만, 우정을 유지하며 안심하고 치료를 이어갈 수 있는 분위기를 만들어가는 것이 중요합니다. 되도록 병에 걸리기 전과 다름없는 모습으로 대하고, 회복해서 학교에 오게 되었다면 따뜻하게 맞이해주세요.

친구에게는 학교에 돌아오는 것 자체가 큰 용기를 필요로 하는 일입니다. 주변 사람들이 정신질환에 걸린 자신을 어떻게 볼지 매우 걱정스러울 것입니다. 또 학교로 돌아왔지만 건강 상태가 예전만큼 회복된 것은 아닐 수도 있습니다.

'나를 보는 눈이나 주변의 태도는 병에 걸리기 전과 달라지지 않았다'라는 믿음은 갖가지 불안 속에 있는 친구에게 큰 안도감을 줄 것입니다.

보호자의 질문

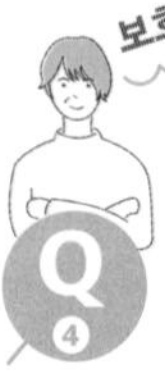

아이가 정신질환인 것 같습니다. 부모로서 어떻게 해야 할까요?

답변 우선 아이의 이야기를 들어봅시다. 주의해야 할 것은 건성으로 듣지 말고 제대로 아이와 마주 앉아서 문제를 직시하며 진지하게 이야기를 들어야 한다는 점입니다. 사춘기를 맞이한 아이와 대화가 줄어들기 시작하면 부모는 아이에게서 말을 끄집어내기 위해 중요한 이야기를 잡담과 함께 별 일 아닌 것처럼 묻는 경향이 있습니다. 그러면 '너를 진심으로 걱정하고 있어. 진지하게 생각하고 있어'라는 마음이 잘 전해지지 않습니다. 아이는 대화를 원하고 있을지도 모릅니다.

한편 '주변이 걱정하는 점'과 '본인이 고통스럽게 느끼는 점'이 꼭 일치하는 것은 아닙니다. 전부 들추려 하지 말고 '아이 자신이 무엇 때문에 힘들어하는가?'를 아는 것이 중요합니다. 그러면 아이는 '부모님이 내 고통을 제대로 받아들이려 하는구나'라고 느낄 수 있습니다.

반대로 아이가 힘들어하지 않는데도 "아니야, 너는 예전에 그러지 않았어. 이상해"라고 말해본들 아이는 인정하기 힘듭니다. 아이의 고민과 고통에 충분히 공감한 다음 평소 다니던 병원이나 정신과를 찾아가세요.

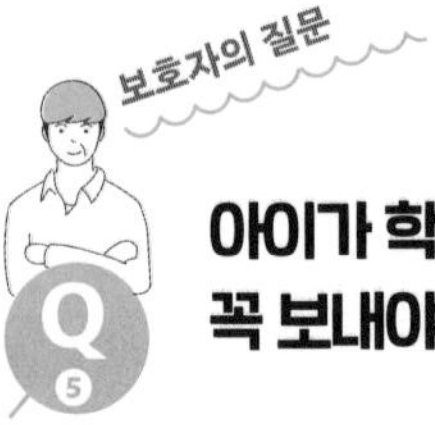

아이가 학교를 쉬고 싶어 합니다. 꼭 보내야 할까요?

답변 이 문제에 대해서는 다양한 의견이 있을 수 있습니다. 저는 무리해서 보낼 필요 없으니 쉬고 싶다면 쉬게 하는 것이 좋다고 생각합니다. 하지만 기약 없이 쉬는 것이 아니라 "오늘은 편하게 쉬자" "3일 정도 쉬면서 상태를 두고 보자"처럼 어느 정도 기한을 정해둡시다. 아이와 함께 '쉬어보니 어떤가' '기분이 회복되었나' 등을 확인하면서 다음에는 어떻게 해야 할지 생각해봅시다.

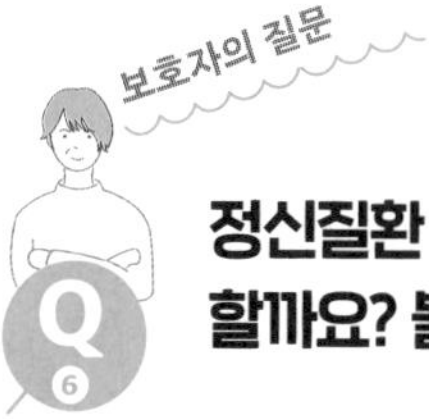

정신질환 진단을 받으면 학교에 알려야 할까요? 불리한 일을 겪지 않을까요?

답변 현시점에서 모든 선생님이 정신질환에 대해 충분한 지식을 가지고 있다고는 말할 수 없습니다. 지식뿐만 아니라 선생님의 열의나 대응에도 개인차가 큰 것이 현실입니다. 그런 상황에서 진단명, 즉 병명만 알려봤자 큰 도움을 받을 수 없을지도 모릅니다.

한편 건강하던 때와 비교해 아이가 지금 어떤 상태이며 앞으로 어떤 식으로 회복이 기대되는지, 미래지향적인 대화를 통해 선생님의 이해를 구할 수 있다면 알리는 것이 좋을 수도 있습니다.

보호자의 질문

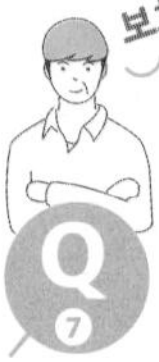

고등학생인 아이가 정신질환에 걸렸습니다. 치료가 장기간 이어지며 학교에 가지 못하는 날이 길어지고 있습니다. 학교를 그만두어야 할까요?

답변 현실적인 조언을 한다면 졸업을 앞둔 고등학교 3학년은 학교에 남아서 졸업을 하는 편이 좋습니다. 대학은 고등학교와 달리 자유도가 커지기 때문에 훨씬 편하게 느껴질 수 있습니다. 대학생이 되면 스트레스도 줄어들어 '왜 나는 별 것도 아닌 일로 그렇게 힘들어하고 우울해했을까?'라고 생각하는 학생도 많습니다. 꼭 대학에 진학하지 않아도 고등학교를 졸업하는 편이 장기적으로 보았을 때 도움이 됩니다.

하지만 아직 졸업이 먼 고등학교 1~2학년이라면 학교를 그만두는 방안도 생각해볼 수 있습니다. 10대 청소년에게 '정신질환으로 많은 것이 마음대로 되지 않는데 졸업까지

적어도 2~3년은 참아야 하는 상황'은 견딜 수 없이 길게 느껴져서 상상 이상으로 괴로울 수 있습니다. 그런 상황에서 "졸업은 꼭 해야 하니 힘내"라고 하는 것은 큰 고통입니다. 중퇴한 후 비교적 자유도가 높은 대안학교나 방송통신고등학교에서 공부할 수도 있습니다. 집에서 혼자 공부해서 검정고시를 본 다음 대학 진학을 노릴 수도 있지요. 자녀와 진지하게 대화를 나눠보세요.

보호자의 질문

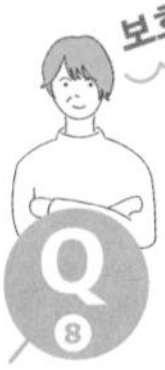

아이가 정신질환 진단을 받았습니다. 어떻게 도와줘야 할까요?

답변 정신질환의 종류와 시기에 따라 도움을 주는 방식도 달라집니다. 하지만 어떤 병이든 공통으로 중요한 것은 정신과 주치의와의 관계를 끊지 않는 것입니다. 아이가 약을 먹기를 거부한다면 "그래도 되니까 병원에는 가자"라고 설득하세요.

주치의는 부모님에게도 소중한 조언자이자 조력자가 되어줄 것입니다. 주치의와 연결되어 있다면 안도감을 얻을 수 있습니다.

보호자의 질문

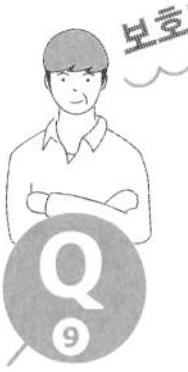

마음의 병은 자살로 이어지기 쉽다고 들었습니다. 자살을 막기 위해 부모로서 할 수 있는 일이 무엇일까요?

답변 '너는 다른 무엇과도 바꿀 수 없는 사람이야' '가치 있는 존재야'라는 메시지를 계속 전하세요. **살아 있는 것으로 충분하다**고요. 이런 메시지를 자살을 목전에 둔 절박한 상황에서만 전해야 하는 것은 아닙니다.

어릴 때부터 자신을 긍정하는 다양한 메시지를 갖가지 상황에서 적절히 전달받으며 자란 아이는 자아존중감이 강합니다. 학교에서 괴롭힘을 당해도 "너희는 바보야. 내 가치를 모르다니!"라고 되받아칠 수 있는 아이도 있지요. 이렇듯 자아존중감은 오랜 시간에 걸쳐 자라납니다. 병에 걸려서 우울함 때문에 사라지고 싶다고 생각할 때 갑자기 만들어주려고 해도 쉽지 않습니다. 그럴 때는 아무 이유도 붙이지 말고 그저 '너는 가치 있는 존재'라는 메시지를 보내주시길 바랍니다.

보호자의 질문

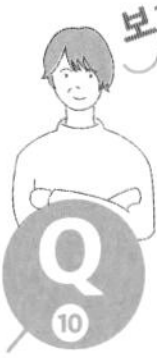

아이의 친한 친구가 정신질환에 걸렸습니다. 그 아이의 부모님을 어떻게 대해야 좋을지 모르겠습니다.

답변 정신질환에 걸린 자녀를 둔 부모는 친구나 그들의 보호자가 어떻게 생각할지 대단히 걱정스러울 것입니다. 그런 양육자에게 주변 사람들이 '나는 정신질환을 바르게 이해하고 있다' '이상한 편견을 가지고 있지 않다'라는 사실을 전한다면 크게 안심할 것입니다.

우선 정신질환에 대해 공부합시다. 아이의 보건·체육 교과서를 보고 "수업에서 어떤 것을 배웠어?" 하고 물어보는 것도 한 가지 방법입니다.

그리고 기회를 봐서 정신질환을 이해하고 있고 또 이해하고 싶다는 자세를 친구의 부모에게 전해봅시다.

선생님의 질문

학생이 이상하다고 느꼈다면 우선 무엇을 해야 할까요?

답변 학생과 평소 어떻게 지내왔는지에 따라 다르겠지만 우선 이야기를 듣습니다. 중요한 것은 교사도 문제를 혼자 끌어안지 말아야 한다는 것입니다.

특히 젊은 교사는 어떻게 해야 좋을지 모르는 상황으로 내몰릴 수도 있기 때문에 두 사람만의 비밀로 삼는 것은 좋지 않습니다. 처음부터 제3자와 정보를 공유할 수 있도록 대화를 유도합시다.

“부모님에게 말해보자”라고 말하면 가장 편하겠지만 학생이 “부모님에게 말하고 싶지 않아요. 선생님도 비밀로 해주세요”라고 요구할 때가 종종 있습니다. 그때는 “병이니까 보건 선생님에게 말해보자" "예전에 너와 비슷한 고민을 했던 아이를 담당한 적 있는 △△ 선생님이라면 도움을 주실지 몰라"라며 문제를 공유할 수 있는 형태로 만듭시다.

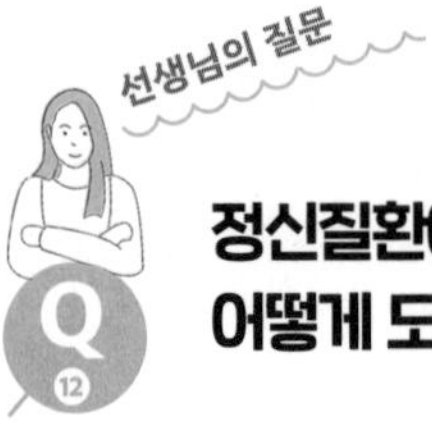

정신질환에 걸린 학생을 어떻게 도와줄 수 있을까요?

답변 병의 종류와 시기에 따라 필요한 도움도 달라집니다. 개인차도 크기 때문에 학생의 병과 증상을 정확히 아는 것이 첫걸음이라고 할 수 있습니다.

병에 대해 가장 정확히 알고 있는 주치의 선생님과 면담해볼 것을 추천합니다. 학생의 보호자를 통해 주치의의 이야기를 듣고 싶으니 시간을 내달라고 부탁해봅시다.

하나 더 중요한 것은 본인이 원하는 방식으로 도움을 주어야 한다는 점입니다. 예를 들어 학생이 "학교에는 가기 싫지만 졸업은 하고 싶다"고 바란다면 그 희망을 이룰 수 있게 최대한 조사하고 알아보길 바랍니다.

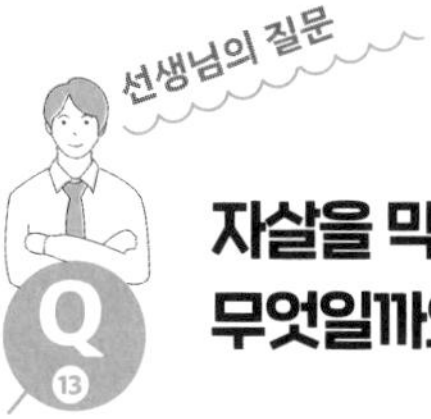

자살을 막기 위해 교사로서 할 수 있는 일은 무엇일까요?

답변 '젊은 사람은 이래야 한다' '아이라면 이래야 한다'라는 식으로 고지식하게 생각하는 사람이 많습니다. 규범에 맞는 것도 중요하지만 거기에서 벗어난 아이들은 사는 것이 녹록하지 않습니다.

지금은 다양성이라는 말이 널리 인식되고 있습니다. 어른으로서 '한 사람 한 사람이 모두 달라도 괜찮고, 한 사람 한 사람이 모두 소중한 존재'라고 자신 있게 말해주길 바랍니다. 저마다 다른 가치관과 삶의 방식이 있습니다. 남과는 다른 자신을 비하하며 감출 필요 없고 모두 자기 자신을 소중하게 여기며 살아야 한다는 메시지를 학생들에게 전해주세요.

“다양한 길이 있어” “꼭 무언가 되어서 어딘가에 도착해야 하는 건 아니야, 과정이 더 중요해”라고 부드럽게 격려하는 방법도 좋습니다.

맺는말

2022년 4월부터 새로운 〈학습지도요령〉에 의거해 고등학교 보건·체육에서 '정신질환의 예방과 회복'이라는 수업이 시작됩니다. 사회나 젊은 세대를 둘러싼 환경은 시대와 함께 변하고 있습니다. 〈학습지도요령〉 개정에 앞서, 오늘날 일본 사회에서 요구되는 보건 수업에 적합한 내용으로 업데이트하기 위한 검토가 다양한 각도에서 이루어졌습니다. 그 논의 결과 도출된 것이 정신질환 교육입니다. 새로운 〈학습지도요령〉에서는 일본 사회의 심각한 과제인 자살의 배경에 우울증을 비롯한 정신질환이 존재한다는 점, 되도록 조기에 전문가에게 도움을 구하는 것이 유효하다는 점도 언급하고 있습니다.

고등학교 보건·체육에서는 단순히 정신질환의 증상과 치료법을 배우는 것에 그치지 않고 사회가 정신질환을 어떻게 받아들이고 마주해야 하는지도 배웁니다. 정신질환에 대한 올바른 이해가 널리 퍼져야 하는 것은 물론이고, 전문가를 통한 상담이나 조기 치료를 받기 쉬운 사회 환경을 갖추고 정신질환과 환자에 대한 편견도 없애야 합니다.

현대사회에서는 다양한 스트레스로 정신에 문제를 안고 있는 사람이 많으며, 특히 젊은 층에게 중요한 과제입니다. 코로나로 외출을 자제하고 가족을 포함한 타인과 소통할 기회가 줄어들면서 많은 사람이 고독과 고립에서 오는 정신적인 문제를 안게 되었습니다. 사람과의 교제가 마음의 건강에 대단히 중요한 요소임을 다시 한번 깨달은 사람도 많을 것입니다. 가정, 학교, 직장, 지역과 같은 커뮤니티 안에서 서로에게 관심을 가지며 적절한 심리적 거리를 유지하는 것이 중요합니다.

일본의 정신과 의료 역시 입원 중심의 치료에서 지역 케어로 크게 변해왔습니다. 병원에서 지내는 것이 아니라 지역사회의 지원을 받으며 자립된 생활을 하고, 취업을 위해 노력하는 사람도 늘어날 것입니다. 장애인 고용을 추진함과 동시에 정신에 장애가 있는 사람도 함께 생활할 수 있는 사회를 시급히 만들어야 합니다.

우리 한 사람 한 사람의 마음속에 있는 정신질환에 대한 거부감에서 눈을 돌리지 말아야 합니다. 올바른 이해를 토대로 다양성을 인정하는 사회를 만들고 실제로도 그렇게 살기 위해 노력해야 합니다. 2020 도쿄 패럴림픽의 감동이 식기 전에 눈에는 잘 보이지 않는 정신 장애에 대해서도 이해를 넓히길 바랍니다.

이 책이 정신질환을 좀 더 친숙하게 느끼는 기회가 된다면 기쁠 것입니다. 간행할 기회를 준 아사히신문출판 미디어프로듀스부의 스기무라 다케시 님, 편집 실무를 담당한 구마가이 와코 님에게 진심으로 감사드립니다.

2021년 12월

미즈노 마사후미